Papa werden

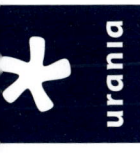

Dr. med. Helmut W. Mallmann

Papa werden

Rat und Hilfe für werdende und frischgebackene Väter

Bei Urania sind

bereits erschienen:

Gertrud Teusen

Das erste Kind – und alles ist anders

Ein Ratgeber rund ums Elternwerden

ISBN 978-3-7831-6064-2

Sibylle Lüpold

Ich will bei euch schlafen!

Ruhige Nächte für Eltern und Kinder

ISBN 978-3-7831-6164-9

Bruno Walter / Heidi Velten

Die Harmonische Babymassage

ISBN 978-3-332-01982-7

Susanne Noll

Schöne alte Vornamen für Ihr Baby

Von Amalia bis Zacharias

ISBN 978-3-7831-6105-2

Dr. Carol Cooper

Wie Babys wachsen

So entwickelt sich Ihr Kind

von 0–3 Jahren

ISBN 978-3-7831-6167-0

Der Autor:

Dr. med. Helmut W. Mallmann ist Gynäkologe und Geburtshelfer mit eigener Praxis in Köln. Seit vielen Jahren führt er Geburtsvorbereitungskurse durch und erlebt dabei immer wieder, dass es besonders Männern an genaueren Informationen fehlt. Deshalb war es ihm ein besonderes Anliegen, diese Informationslücke mit einem Buch zu schließen.

Alle in diesem Buch veröffentlichten Abbildungen sind urheberrechtlich geschützt und dürfen nur mit ausdrücklicher schriftlicher Genehmigung des Verlages und des Urhebers / der Urheberin gewerblich genutzt werden.

Die im Buch veröffentlichten Ratschläge wurden vom Verfasser sorgfältig erarbeitet und geprüft. Eine Garantie kann dennoch nicht übernommen werden, ebenso ist eine Haftung des Verfassers bzw. des Verlages und seiner Beauftragten für Personen-, Sach- und Vermögensschäden ausgeschlossen.

Bibliografische Information der Deutschen Bibliothek
Die Deutsche Bibliothek verzeichnet diese Publikation in der Deutschen Nationalbibliografie; detaillierte bibliografische Daten sind im Internet über
http://dnb.ddb.de abrufbar.

© 1999 Urania-Ravensburger Verlag, 10. Auflage 2003
Urania Verlag
© 2009 Aktualisierte Neuauflage Urania Verlag
in der Verlag Kreuz GmbH
Postfach 80 06 69, 70506 Stuttgart

www.urania-verlag.de

Umschlaggestaltung: Behrend & Buchholz, Hamburg
Titelfoto: LWA-Dann Tardif / Corbis
Abbildungen: Dr. med. Helmut W. Mallmann
Zeichnungen: Ekkehard Drechsel BDG
Satz und Layout: Arnold & Domnick, Leipzig
Druck: fgb • freiburger graphische betriebe • www.fgb.de
Printed in Germany

ISBN 978-3-7831-6193-9

Inhalt

Vorwort

Dieses Buch wagt den Versuch, in einfacher und kurzer Form
das darzustellen, was ein Mann über Schwangerschaft, Geburt
und die Zeit danach wissen sollte. Dabei werden die Probleme,
die vor allem nach der Geburt durch die neue Familiensituation
entstehen, nicht ausgespart.

Weshalb ich es für nötig befand, ein Schwangerschaftsbuch
für Männer zu schreiben, ergibt sich aus meiner Biographie. In
meiner Ausbildungszeit als Geburtshelfer fiel mir auf, dass man
zwar gerne sah, dass die Männer ihre Frauen bei der Geburt be-
gleiteten, aber in den Geburtsvorbereitungskursen blieb für die
männerspezifischen Probleme und die Vorbereitung der Männer
auf die sie möglicherweise betreffenden Situationen keine Zeit.
Als sich mir die Möglichkeit bot, eine Elternschule zu gründen,
habe ich mich in meinen Kursen der besonderen Situation des
Mannes angenommen. In meiner Praxis als Gynäkologe und
Geburtshelfer werde ich mit den Freuden und Problemen der
Frau tagtäglich konfrontiert, und ich stelle dabei immer wieder
fest, dass die Belastung der Frau, die durch die neue Familiensituation entsteht, oft unterschätzt wird. Ein weiterer Grund, der
mich zum Schreiben dieses Buches veranlasste, ist, dass ich mit
meiner Frau und unseren zwei Kindern alle Ängste und Freuden,
die Schwangerschaft und Geburt mit sich bringen, selbst erlebt
habe.

Die Schwangerschaft bedeutet eine tief greifende Veränderung
in der Beziehung zwischen Mann und Frau. Sie bietet Chancen,
sich selbst weiterzuentwickeln, Unstimmigkeiten in der Beziehung aufzugreifen und sie zur Zufriedenheit beider Partner
zu bearbeiten. Ich erfahre immer wieder in meiner Praxis, wie
sehr eine Schwangerschaft die Sensibilität von Mann und Frau
steigern kann.

Ich habe in meiner langjährigen praktischen Arbeit gelernt, wie
sehr es Menschen in Konfliktsituationen hilft, wenn man ihnen
vermittelt, dass sie mit ihrem Problem nicht allein dastehen.
Auch das gab mir den Mut, über das großartige Erlebnis bei
Schwangerschaft und Geburt ein Buch zu schreiben.

Die Schwangerschaft

Herzlichen Glückwunsch, Sie bekommen ein Kind! Neun Monate sind eine lange Zeit! Sie können alle Veränderungen auf sich zukommen lassen und in Ruhe überlegen, wie Sie Ihr künftiges Familienleben gestalten möchten. Für die Ängste und Sorgen ist das medizinische Personal zuständig, Tipps für Ihren veränderten Alltag erteilen gern alle „Kollegen". Bitte vergessen Sie über alldem nicht, auf Ihr Gefühl zu hören und – sich ganz einfach zu freuen.

Wie lange dauert eine Schwangerschaft?

Die meisten Mediziner bezeichnen den ersten Tag der letzten
Regelblutung als Beginn der Schwangerschaft. Dann dauert eine
Schwangerschaft 40 Wochen.

Dies ist biologisch gesehen natürlich falsch, da die Befruchtung
ja nicht am ersten Tag der Regelblutung stattfindet, sondern
meist 14 Tage später. Betrachtet man also die Zeit der wirklichen Entwicklung des Kindes im Bauch der Mutter, dann

**Eine Schwanger-
schaft dauert
38 Wochen**

dauert eine Schwangerschaft 38 Wochen.

Wenn Sie also etwas über Schwangerschaft lesen, achten Sie
darauf, von welchem Zeitpunkt ab der jeweilige Verfasser den
Beginn einer Schwangerschaft zählt.

Manche Ärzte verwenden die Kürzel p. m. oder p. c. und schreiben zum Beispiel: 10. SSW p. m. Das bedeutet: 10. Schwangerschaftswoche nach der Menstruation (post menstruationem).
Die 10. SSW p. c. ist die 10. Schwangerschaftswoche nach der
Befruchtung (post conceptionem).

In diesem Buch bezieht sich die Angabe der Schwangerschaftswochen auf die Zeit der Befruchtung, somit müsste die Bezeich-
nung also mit p. c. gekennzeichnet sein.

Der errechnete Termin

Nur ein paar Worte dazu: Der so genannte ET (errechnete Termin) ist nichts anderes als eine rechnerische Größe. Nur wenige
Kinder, etwa 4 %, werden zum errechneten Termin geboren.
Statistisch gesehen kommen 80 % aller Kinder in einem Zeit-
raum von zwei Wochen vor und zwei Wochen nach dem errechneten Termin auf die Welt. Das zeigt, wie wenig genau der ET
ist.

Der Schwangerschaftsverlauf

Die Schwangerschaft wird in drei Drittel von je 12,5 Wochen eingeteilt. Die einzelnen Drittel, auch Trimenon I, II und III genannt, haben charakteristische Züge. Während der Schwangerschaft vollziehen sich gewaltige körperliche, hormonelle und psychische Prozesse. Dabei beeinflussen sich diese Prozesse gegenseitig. Die Auswirkungen dieser Veränderungen werden meist sehr positiv erlebt. Es sei noch einmal darauf hingewiesen, dass die folgende Beschreibung nicht alle Aspekte des Schwangerschaftsverlaufs berücksichtigt. Es wird vielmehr dargestellt, was in den meisten Fällen erlebt wird und häufig vorkommt.

Das erste Schwangerschaftsdrittel

In den ersten Monaten, in denen zunächst noch keine körperlichen Veränderungen sichtbar sind, findet eine Beziehung zum erwarteten Baby mehr durch die gemeinsame Phantasie statt. Wem wird das Kind wohl ähnlich sehen? Ist es ein Mädchen oder ein Junge? Die Zeit der ersten Monate ist ein relativ intimes Erleben der Schwangerschaft, denn die Umwelt kann die Schwangerschaft noch nicht wahrnehmen. Mann und Frau sind auch noch so sehr in ihr routiniertes Alltagsleben eingebunden, dass die Schwangerschaft zunächst noch nicht im Vordergrund steht. Aber in den stillen gemeinsamen Stunden können sie sich über ihre neue Situation freuen.

In den ersten drei Monaten bleibt die Schwangerschaft noch „geheim"

Nicht selten fühlen sich Frauen zu Beginn der Schwangerschaft müde. Dies ist durch die allgemeine Umstellung zahlreicher Stoffwechselvorgänge bedingt. Für den Mann ist dies die erste neue Grenze, die es zu akzeptieren gilt. Bei manchen sonst gemeinsamen Aktivitäten wird die Frau sich nun eher einmal zurückziehen. Auch Übelkeit und Erbrechen können das Wohlbefinden der Frau stören. Glücklicherweise endet die Übelkeit meist nach der 12. Schwangerschaftswoche. Es gibt keine allgemein gültigen Regeln, wie intensiv, sowohl im positiven wie im negativen Sinne, die Schwangerschaft von der Frau empfunden wird. Häufig finden sich im psychischen Bereich bei Mann und Frau ähnliche Empfindungen, zum Beispiel die Angst vor einer Behinderung des Kindes.

Lesen Sie dazu Seite 22 ff. Die Frage nach dem Gesundheitszustand des Kindes spielt heute bereits am Anfang der Schwangerschaft eine Rolle, weil es vorgeburtliche Untersuchungen gibt, die bereits in der achten Schwangerschaftswoche durchgeführt werden.

Das zweite Schwangerschaftsdrittel

Um die 18. Woche herum spürt die Schwangere meist die ersten Kindsbewegungen. Die Schwangerschaft kommt dadurch in eine bewusstere Phase. Mehr und mehr empfindet die Frau das Kind als eigene Persönlichkeit. Es kann zum Beispiel als sehr aktiv, als ruhig, als anschmiegsam oder als unruhig empfunden werden. Der Mann entwickelt über die Reaktionen und die Erzählungen seiner Partnerin konkretere Vorstellungen von seinem Kind. Mit Fortschreiten der Schwangerschaft kann auch er das Kind spüren. Wenn er die Hände auf den Bauch der Frau legt, fühlt er die Bewegungen des Kindes. Mit etwas Ausdauer und Geduld können Männer allmählich auch vom Kind Reaktionen auf ihre Berührungen empfangen. Viele Männer können gut unterscheiden, welche Art zu streicheln oder zu massieren dem ungeborenen Kind gut tut. Sie lernen, wie stark der ausgeübte Druck sein darf, damit sich das Kind wohl fühlt. Der Mann stößt dabei auf die ersten Grenzen, die das Kind setzt. Er merkt bald, dass das Kind positiv „antwortet", zum Beispiel durch Anschmiegen des Rückens an die streichelnde Hand. Ab der mittleren Phase der Schwangerschaft besteht die Chance, das Kind immer mehr als eigene Persönlichkeit zu erleben.

Im 3.–6. Monat entwickeln sich konkrete Vorstellungen vom Kind

Im sozialen Umfeld wird dem Mann in dieser Zeit auch nicht die sonst übliche Härte abverlangt, er darf durchaus von seinen positiven körperlichen Erlebnissen berichten und schwärmen. Viele Männer berichten im Geburtsvorbereitungskurs, dass ihnen im beruflichen Umfeld eine fast unangenehme Vertraulichkeit von seiten der männlichen Kollegen, die schon Vater sind, entgegengebracht wird. Aufgrund dieser Akzeptanz besteht für den Mann jetzt eine Chance, eventuell nach der Geburt des Kindes kürzere Arbeitszeiten durchzusetzen. Jetzt wird ihm so schnell niemand Faulheit oder mangelndes Interesse am Unternehmen vorwerfen. Es ist teilweise erstaunlich, wie viele Zugeständnisse ein werdender Vater erreichen kann. Die Erfahrungen von den Männern, die es wagen, sich während der Zeit der Schwangerschaft ihrer Partnerin um familienfreundlichere Arbeitszeiten zu bemühen, sind sehr ermutigend.

Ein werdender Vater kann oft leichter berufliche Zugeständnisse erreichen

Während die meisten Frauen das zweite Drittel als die schönste Zeit der Schwangerschaft bezeichnen, ist das letzte Drittel durch Schlussstimmung gekennzeichnet.

Das letzte Schwangerschaftsdrittel

Die Größe des Kindes wird jetzt für die Frau immer belastender. Viele ihrer sonstigen Bewegungen sind nicht mehr möglich oder schmerzhaft. Häufig leidet sie unter Schlafstörungen. Durch den Druck auf den Magen entsteht oftmals Sodbrennen. Essgewohnheiten müssen geändert werden. Die Frau wird in ihrer Freiheit stark eingeengt. Sie kann nur schwer Einfluss auf die Veränderungen nehmen oder ihnen ausweichen. Sowohl seelisch wie körperlich scheint der Überdruss über den Zustand auch vernünftig zu sein, denn die Geburt wird so zum angestrebten Ziel.

Das Teilhaben des Mannes besteht weiterhin im Ertasten des Kindes durch den Bauch der Mutter. Immer häufiger sieht er jetzt auch die Bewegungen des Kindes. Teilweise sind die Bewegungen so stark, dass man denkt, Hand oder Fuß greifen zu können. Aber der Mann ist von den Unannehmlichkeiten der Frau letztendlich so betroffen, dass auch er die Geburt herbeisehnt.

Im letzten Schwangerschaftsdrittel wird die Geburt herbeigesehnt

In der letzten Phase der Schwangerschaft kommen viele Ängste bei Frau und Mann auf. Wann beginnt die Geburt? Wird man die Hebamme rechtzeitig erreichen? Ist das Kind gesund? Wie wird die Geburt verlaufen?

Diese Ängste werden häufig durch die Umgebung verstärkt. Verwandte und Freunde zeigen sich nicht selten ohne jede Art von Feingefühl.

Frauen berichten, dass ihnen kurz vor der Geburt noch die schaurigsten Geburtsgeschichten erzählt werden, dass das Telefon nicht still steht und unentwegt gefragt wird, wann denn nun endlich das Kind käme. Schaffen Sie sich jetzt schon ein „dickes Fell" an, Sie werden es brauchen.

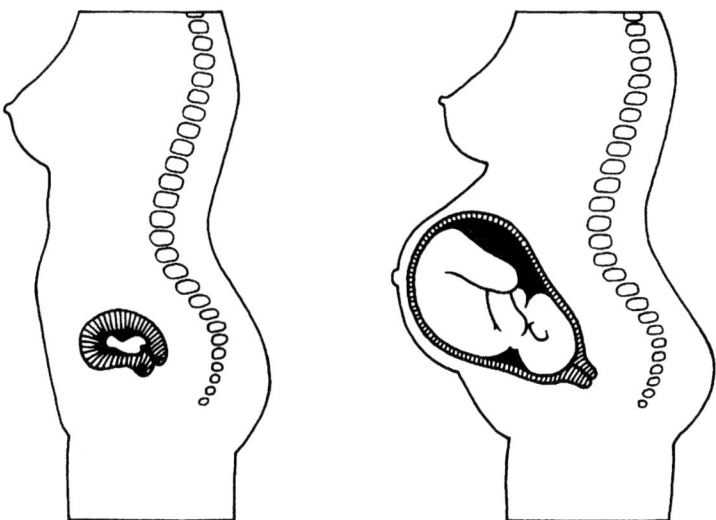

Die Größenzunahme der Gebärmutter gegen Ende der Schwangerschaft beträgt das 30fache ihrer Ausgangsgröße.

Sexualität in der Schwangerschaft

Das sexuelle Leben ist schon außerhalb der Zeit der Schwangerschaft so variantenreich, dass es erst recht schwer fällt, einen „Normalzustand" für die Zeit während der Schwangerschaft zu beschreiben. Ich beschränke mich darauf, einige Besonderheiten aufzuzeigen, die häufig vorkommen. Die Ausprägungen dieser Besonderheiten sind individuell sehr unterschiedlich und von der Intimität der Paarbeziehung abhängig. Aber es gibt doch etliche Probleme und Erfahrungen, die von vielen Paaren geteilt werden.

Grundsätzlich erfordert die Schwangerschaft keine Einschränkung des sexuellen Lebens. Das körperliche und seelische Wohlergehen des Kindes ist beim sexuellen Verkehr nicht gefährdet. Wie in vielen anderen Bereichen auch, bieten sich ebenfalls für das sexuelle Leben während der Schwangerschaft besondere Chancen, festgefahrene Strukturen in der Beziehung aufzuarbeiten und zu verändern. Gerade im Rahmen der Sexualität wird über besondere Wünsche und Abneigungen der Partner so gut wie nie gesprochen. Während der Schwangerschaft entstehen aber zwangsweise Veränderungen, die zwischen den Partnern besprochen werden müssen, und dabei können Abneigungen und Wünsche neu formuliert werden.

Sex schadet dem Kind nicht!

So kann zum Beispiel der Mann eine sanftere Art von Sexualität schätzen lernen. Durch die körperlichen Veränderungen der Frau werden neue Stellungen ausprobiert, die der Mann sich zuvor nicht getraute anzusprechen. Nur Mut, denn dies ist jetzt eine Chance, die sich vielleicht nicht mehr ergibt. Und dies ist eine Chance für beide Partner, zu einem befriedigenden Sexualleben zu kommen. Es liegt mir fern, Schwangerschaft als Sexualtherapie zu verstehen, man bedenke aber, dass Veränderungen, die von außen kommen, oft die Möglichkeit zur Erneuerung nach innen ermöglichen.

Im ersten Schwangerschaftsdrittel kann das sexuelle Verlangen der Frau durch die möglichen Beschwerden der Frühschwangerschaft vermindert sein:

- Müdigkeit
- Erbrechen
- Übelkeit
- Brustspannen
- Ängste

Wenn man bedenkt, dass in den ersten zwölf Wochen der Schwangerschaft millionenfache Zellteilungen einen Menschen mit allen Organen aufbauen und jede Zellteilung eine enorme Stoffwechselleistung bedeutet, darf es nicht verwundern, dass der Körper der Frau erschöpft ist. Allein diese körperliche Leistung verlangt so viel Energie von ihr, dass wenig Raum für aktive Sexualität bleibt.

Sex in der Schwangerschaft verlangt Umdenken beim Mann

Hier müssen Männer bisweilen umdenken. Der Mann verbindet sexuelle Anerkennung und Akzeptanz durch die Partnerin meist mit Penetration. Darf er Sexualität nicht über das Einführen seines Gliedes erleben (Penetration), fühlt er sich oft nicht bestätigt, nicht geliebt. Aber gerade in der Zeit der Erschöpfung sucht die Frau Zärtlichkeit, Nähe, Verständnis, Zuspruch und auch sanfte körperliche Zuwendung wie Festhalten und Massagen.

Es bedarf sicher keines Kommentars durch psychologische Experten, und es wird wohl jedem klar sein, dass Frauen, die durch ständige Übelkeit und Erbrechen geplagt sind, keine Lust auf Sexualkontakt haben. Das tägliche Problem der Frau in dieser Zeit ist, ihre körperlichen Schwierigkeiten in den Griff zu bekommen. Meist findet diese unangenehme Phase in der zwölften Schwangerschaftswoche ein Ende.

Brustspannen

Ein Teilproblem der Sexualität in der Frühschwangerschaft kann
das Brustspannen sein. Das Brustspannen wird manchmal so
stark, dass jede Art von Berührung schmerzhaft ist. Der Mann
wird aber häufig durch die zunehmende Größe der Brust erregt
und möchte diese Spannung auch sexuell umsetzen. Da ist zunächst Zurückhaltung vonseiten des Mannes notwendig.
Es gilt auch hier, dass diese Beschwerden der Frau nach der
zwölften Schwangerschaftswoche abnehmen.

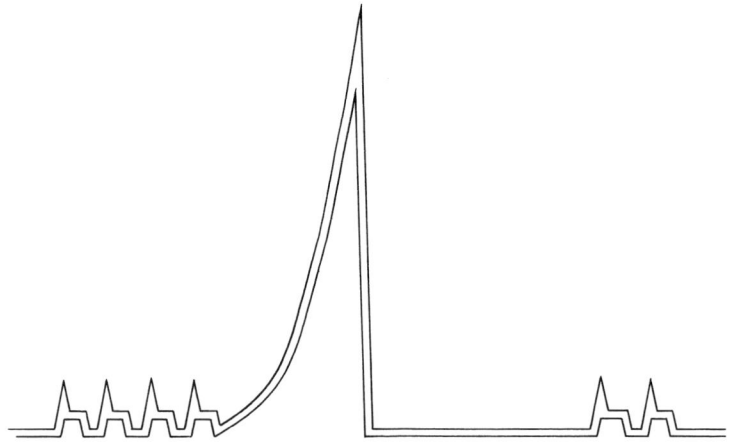

Hormonentwicklung
Minimale Hormonveränderungen steuern den Zyklus der Frau
vor der Schwangerschaft. In der Schwangerschaft steigt die
Hormonkonzentration im Blut überproportional an, um nach
der Geburt von einem Tag auf den anderen auf ihr Ausgangsni-
veau abzufallen. Erst nach der Stillzeit pendelt sie sich langsam
wieder auf ihr normales Niveau ein.

Ängste sind meist unbegründet

Ängste können nicht nur bei der Frau das Sexualleben beeinträchtigen. Auch Männer haben häufig Angst, durch die Berührung beim Sexualkontakt eine Fehlgeburt oder eine Verletzung des Kindes zu verursachen. Diese Ängste bauen sich aber im Verlauf der Schwangerschaft meist rasch ab. Sieht man einmal von den beschriebenen Ursachen ab, die eine Einschränkung erforderlich machen, so ändert sich in den meisten Fällen das Sexualverhalten in der Frühschwangerschaft nicht im Vergleich zur Situation vor der Schwangerschaft.

Das sexuelle Verlangen steigt

Im zweiten Schwangerschaftsdrittel steigt meist das sexuelle Verlangen der Frau. Viele Frauen berichten, dass sie dies sowohl quantitativ wie auch qualitativ erleben. Das Anschwellen der Scheide und des Dammbereichs empfinden viele Frauen als starke sexuelle Stimulation. Wenn wohl auch in den meisten Beziehungen die Sexualfrequenz des Mannes höher liegt, kann er jetzt darin von der Frau übertroffen werden.

Manche Frauen empfinden die körperliche Stimulation so stark, dass sie sich häufiger auch selbst befriedigen. Den Männern sei an dieser Stelle empfohlen, die Selbstbefriedigung in ihrem Sexualleben nicht zu vergessen, wenn – aus welchem Grund auch immer – das sexuelle Bedürfnis bei beiden Partnern unterschiedlich groß ist. Im Rahmen der Sexualberatung werde ich oft auf Selbstbefriedigung angesprochen. Es gilt als sicher, dass Selbstbefriedigung sowohl für den Mann als auch für die Frau gesundheitlich unbedenklich ist. Dies gilt auch für die Selbstbefriedigung der Frau während der Schwangerschaft. Sie sollte deshalb genauso frei genossen werden wie jede andere Art von

Selbstbefriedigung ist gesundheitlich unbedenklich

Sexualität. Außerdem entsteht dadurch keine Überforderung des Partners.

Erleben des Mannes / der Frau

Der gesteigerten Lust der Frau steht manchmal die Angst des Mannes entgegen, das mittlerweile gewachsene Kind oder die Fruchtblase zu verletzen. Die Fruchtblase stellt aber für das Kind einen solch perfekten Sicherheitsbereich dar, dass diese Angst unbegründet ist. Wenn auch alle Vergleiche hinken, stelle man sich vor, wie schwer es ist, einen mit Wasser gefüllten Luftballon mit einem stumpfen Gegenstand zu zerstören. Durch die Flexibilität der Hülle kann der Druck überallhin ausweichen. So kommt es auch bei schweren Unfällen, in die schwangere Frauen verwickelt sind, nur selten zu Verletzungen des Kindes oder der Fruchthöhle. Dies hat unter Umständen für eine betroffene Frau juristische Konsequenzen. Kommt es nämlich bei einem Unfall zu einem Blasensprung, wird dies gutachterlich nicht allein durch den Unfall begründet, sondern durch ein Zusammentreffen mehrerer Faktoren, zum Beispiel eine eventuelle Infektion des Gebärmutterhalses usw.

Das Kind ist in der Fruchtblase perfekt geschützt

Auch die Angst, beim Geschlechtsverkehr Infektionen auszulösen, die wiederum die Gesundheit des Kindes gefährden können, ist grundsätzlich nicht berechtigt. Im Einzelfall kann es natürlich sinnvoll sein, Sicherheitsmaßnahmen zu ergreifen. Kommt es in der Beziehung häufiger zu Partnerwechsel, sollten Kondome zum Schutz vor Infektionen verwendet werden. Denn gerade die typischen Geschlechtskrankheiten wie Tripper, Chlamydien, Herpes oder gar Aids stellen echte Gefahren für das Kind dar.

Die besten Stellungen

Bedingt durch die zunehmende Größe des Kindes lassen sich bestimmte Stellungen nunmehr schwer durchführen. Häufig wird das Paar Stellungen bevorzugen, bei denen die Frau dem Mann den Rücken zuwendet. Dies ist im Liegen, Knien und Sitzen möglich. Es muss einfach ausprobiert werden, welche Stellung am besten ist, und im Laufe der Schwangerschaft muss eventuell variiert werden. Ich möchte die Flut an Abbildungen von möglichen Stellungen in der Schwangerschaft nicht noch vergrößern, mir ist aber aufgefallen, dass eine Stellung, bei der die Frau die Eindringtiefe des Penis gut kontrollieren kann, in keinem einschlägigen Buch abgebildet ist.

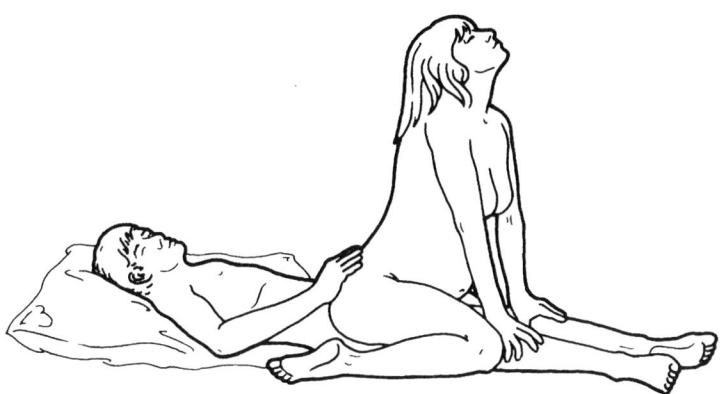

Stellung, in der die Frau die Eindringtiefe gut kontrollieren kann

Sexualität am Ende der Schwangerschaft

Zum Ende der Schwangerschaft, vielleicht ab der 34. Schwangerschaftswoche, wird die Sexualität durch die Beschwerlichkeit des Alltags ebenfalls mit beeinflusst, und die Lust auf Geschlechtsverkehr kann wieder abnehmen. Auch beim Mann findet man in dieser Zeit oft Tendenzen, sexuellen Kontakt zu meiden. In den letzten Schwangerschaftswochen nimmt die Spannung durch die nahende Geburt zu. Aber auch jetzt brauchen Sie nicht auf Geschlechtsverkehr zu verzichten. Wundern Sie sich nicht, wenn Sie am errechneten Termin eventuell von Ihrer Hebamme sogar zum Geschlechtsverkehr aufgefordert werden. Denn das Sperma des Mannes enthält Prostaglandine, einen chemischen Stoff, der bei der grundsätzlich wehenbereiten Gebärmutter Kontraktionen auslösen kann. Wenn die Frau nach oder während des Verkehrs das Becken mit Kissen unterpolstert und die Beine an sich zieht oder durch den Mann halten lässt, sodass ein „Katzenbuckel" entsteht, taucht der Gebärmutterhals in das mit Sperma gefüllte hintere Scheidengewölbe ein, wodurch die Einwirkungsmöglichkeit der Prostaglandine erhöht wird. Die Frau sollte dann etwa zehn bis fünfzehn Minuten in dieser Stellung verharren. Durch Stimulierung der Brustwarzen mit Saugen und Streicheln kann die Wehenauslösung noch unterstützt werden. Eine gewisse Vorsicht scheint mir insofern geboten, als eine Zweckgebundenheit der Sexualität Gefahren in sich birgt. Aber solange es beiden Partnern Freude macht, so zu verfahren, ist nichts gegen eine solche „Geburtseinleitung" einzuwenden. Im Zusammenhang mit einer möglichen Überschreitung des errechneten Geburtstermins sei erwähnt, dass außerdem der Genuss von Datteln und die Einnahme von Rizinusöl als geburtsfördernde Mittel bekannt sind. Von manchen Hebammen wird ein sog. „Wehen-Cocktail" zur Einleitung der Geburt verabreicht.

Geschlechtsverkehr kann die Geburt einleiten

Einschränkung des Sexuallebens

Wann sollte Sexualität eingeschränkt werden? Wenn am Anfang der Schwangerschaft Blutungen auftreten, sollte eine Zeit lang auf das Einführen des Penis verzichtet werden oder die Penetration zumindest nicht so tief erfolgen. Beim Auftreten

Es gibt Befunde, bei denen man mit Sex aufpassen muss

vorzeitiger Wehen in Verbindung mit einer Verkürzung des Muttermundes sollten zumindest Kondome verwendet werden, damit die Prostaglandine im Sperma des Mannes nicht noch zusätzlich die offenbar verfrühte Bereitschaft der Gebärmutter zur Wehentätigkeit provozieren. Bedeckt der Mutterkuchen den inneren Muttermund, sollte auch auf penetrierenden Sexualverkehr verzichtet werden. Es kann sonst tatsächlich zu plötzlichen Blutungen kommen, die sich oftmals nur schwer stoppen lassen. Bei wiederholten vorangegangenen Fehlgeburten sollte auch über den Gebrauch von Kondomen oder den Verzicht auf penetrierenden Verkehr nachgedacht werden. Wichtig scheint mir, bei allen Einschränkungen die Empfindungen der Frau ernst zu nehmen, sie weiß am besten, was ihr gut tut und was sie belastet. Löst das Einführen des Gliedes Wehen aus? Kennt sie ähnliche Blutungen nach dem Geschlechtsverkehr auch aus der Zeit vor der Schwangerschaft?

Ist unser Kind gesund?

Folgende Untersuchungen stehen zur Verfügung, um die Entwicklung des ungeborenen Kindes zu verfolgen:
- Genetische Untersuchungen (Gibt es Erbanlagestörungen?)
- Ultraschalluntersuchung (Wächst das Kind zeitgerecht?)
- CTG/Cardiotokogramm (Bekommt das Kind genug Sauerstoff?)
- Organultraschall (Kann man Fehlbildungen ausschließen?)
- 3D/4D-Ultraschall (Erweiterung des Organultraschalls)
- Dopplersonographie (Stimmt die Durchblutung?)

Genetische Untersuchungen

Das Risiko für Erbanlagestörungen ist unter anderem auch vom Alter der Eltern abhängig. Das Risiko für die häufigste Chromosomenänderung, die Trisomie 21 (Down-Syndrom, früher Mongolismus), steigt mit dem Alter der Mutter.

Weitere Erkrankungen mit Chromosomenstörungen sind die Trisomien 13 und 18 sowie Triploidie und Turnersyndrom.

Down-Syndrom

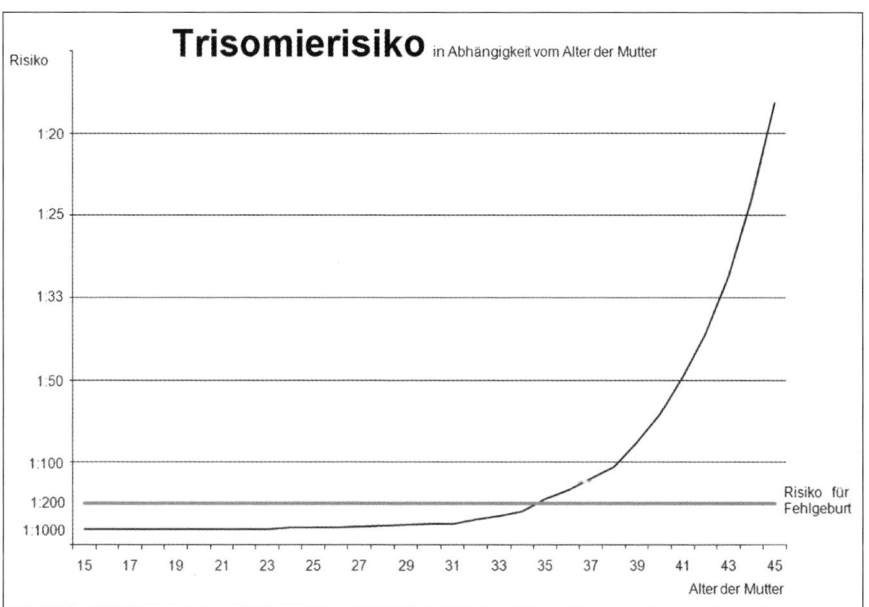

Um diese Erkrankungen zu erkennen, werden kindliche Zellen benötigt. Diese sind nur durch Punktion des Mutterkuchens des Fruchtwassers oder der Nabelschnur zu gewinnen. Bei dieser Art invasiver Diagnostik kann es in 0,5 bis 1 % der Fälle zu Fehlgeburten kommen.

So genannte nichtinvasive Tests aus dem mütterlichen Blut sind ohne Risiko. In Kombination mit speziellen Ultraschalluntersuchungen gewinnen sie immer mehr an Bedeutung. Das Resultat sagt nicht, ob das Kind krank ist. Man erhält nur das statistische Risiko für eine Erbkrankheit.

Invasive Diagnostik

Die Brisanz der Untersuchungen liegt in der Gefahr, dass sie eine Fehlgeburt einleiten können. Das Risiko für Erbanlagestörungen des Kindes steigt mit dem Alter der Eltern. Ärzte empfehlen Frauen ab dem 35sten Lebensjahr eine Amniozentese, da ab diesem Alter das Risiko einer Erbanlagestörung größer als die Gefährdung durch eine Fehlgeburt ist. Ob man sich diese Einstellung zu Eigen macht, ist mehr eine Frage der Weltanschauung als eine medizinische Frage.

Chorionzottenbiopsie

Die Chorionzottenbiopsie in der achten bis neunten Schwangerschaftswoche ist eine Untersuchung, bei der mehrere winzige Stücke des Mutterkuchens über die Scheide oder über den Bauch der schwangeren Frau entnommen werden, um dann genetisch genau untersucht zu werden. Innerhalb einer Woche erhält man das Ergebnis, zum Beispiel, ob eine Chromosomenanomalie (z. B. Trisomie 21) vorliegt. Neuralrohrdefekte können nicht erkannt werden. Das Risiko für eine Fehlgeburt wird zwischen 0,5 und 1 % angegeben. Das Ergebnis kann in seltenen Fällen nicht eindeutig sein. Dann sollte konsequenterweise noch eine Amniozentese erfolgen.

Frühamniozentese

Bei der Frühamniozentese in der zehnten bis zwölften Schwangerschaftswoche wird über die Bauchdecke der Mutter ein wenig Fruchtwasser entnommen. Die kindlichen Zellen aus dem
Fruchtwasser werden in einer Kultur vermehrt und analysiert.
Nach zwei Wochen liegt das Ergebnis vor. Sowohl Chromosomenanomalien als auch Neuralrohrdefekte können mit dieser
Methode erkannt werden.

Spätamniozentese

Die Spätamniozentese in der 14. bis 16. Schwangerschaftswoche
ermöglicht die gleichen Aussagen wie die Frühamniozentese. Sie
ist etwas risikoärmer und hat eine geringere Versagerquote. Das
Risiko einer Frühgeburt liegt bei 0,5 %. Das Ergebnis ist nach
ca. 2 Wochen zu erwarten. Die relativ lange Wartezeit kann
durch den FISH-Test (Fluoreszenz in situ Hybridisierung) deutlich abgekürzt werden. Dieser biochemische Test ist in ein bis
zwei Tagen verfügbar und besitzt bereits eine hohe Sicherheit. Er
ist aber nicht so sicher, dass er die Zellkultur ersetzen könnte.

Übersicht der Untersuchungen zur Erbanlage

Untersuchungs-methode	Zeitpunkt	Ergebnis nach Verlässlichkeit	Risiko für Fehlgeburt	Vorteil	Nachteil
Chorionzotten-biopsie	8.–9. SSW	1 Woche sicher	0,5–1 %	Früh	Kein NRD-Ergebnis*
Frühamnio-zentese	10.–12. SSW	2 Wochen sicher	0,5–1 %	Früh alle Ergebnisse	Risiko leicht höher
Spätamnio-zentese	Ab 14. SSW	2 Wochen sicher	0,5 %	Geringes Risiko	Späte Un-tersuchung

* NRD = Neuralrohrdefekt (z. B. offener Rücken)

Nabelschnurpunktion

Zur Nabelschnur-
blutkonservierung
siehe Seite 88

Eine Sonderstellung nimmt die Nabelschnurpunktion (Cordo-centese) ein. Durch die Bauchdecke der Mutter wird die Nabel-schnur punktiert. Man kann sowohl Blut entnehmen als auch Medikamente oder Blut injizieren. Das ist eine sehr seltene Option bei bestimmten seltenen Infektionen oder Sonderformen von Blutarmut.

Das Risiko einer Fehl- oder Frühgeburt ist mit 1 % anzunehmen.

Nichtinvasive Diagnostik

Diese Tests kalkulieren das Risiko für die Schwangerschaft, ein Kind mit einer Chromosomenveränderung zu gebären. Sie können nicht sagen, ob das Kind gesund ist.

Wenn z. B. für eine 38jährige Schwangere ein persönliches Risiko von 1:1500 errechnet wird, ist dies gegenüber dem Altersrisiko von 1:190 ein deutlich besseres Ergebnis und kann ihr die Entscheidung erleichtern, auf eine Amniozentese zu verzichten.

Die Höhe des Risikos sagt nichts darüber, ob das Kind gesund ist

Andererseits wird eine Frau im 25. Lebensjahr mit einem stark erhöhten Risiko eine Amniozentese erwägen. Mediziner empfeh-len eine Amniozentese, wenn das Risiko, ein Kind mit Trisomie zu gebären, das Risiko übersteigt, dass durch die Amniozentese eine Fehlgeburt ausgelöst wird.

Dies wird von manchen als eine Gleichstellung von Tod und Behinderung empfunden. Welches Risiko Eltern tragen möchten, ist letztlich keine medizinische Frage. Es ist ein Stück Weltan-schauung.

Ultraschalluntersuchungen

In der 10. bis 11. SSW kann die Nackenfalte (auch Nacken-transparenz, NTD, dorsonucheales Ödem) gemessen werden. Es handelt sich um eine Flüssigkeitsansammlung im Bereich des Nackens, die zunächst einmal normal ist. Je nach Ausprägung beeinflusst sie das Risiko einer Trisomie. Allein durch diese Untersuchung können ca. 75 % aller Down-Syndrome aufgedeckt werden. Aber auch Missbildungen des Herzens, der Bauchdecke usw. erhöhen das Risiko einer Chromosomenveränderung.

Ersttrimesterscreening

Durch Bestimmung von zwei Blutwerten (biochemisches Screening), dem ß-HCG und dem PAPP-A, kann die Risikoberechnung der Nackentransparenz verbessert werden.
Die Zusammenführung der Risiken aus Alter der Mutter, Nackentransparenz und Biochemie nennt man Ersttrimesterscreening (ETS) oder Double Test. Er kann zu einer Erkennungsrate von 86 bis 90 % führen.

Zweittrimesterscreening

Dem Quadrupeltest in der 12. bis 16. SSW liegen 4 Blutwerte (ß-HCG, AFP, Inhibin A, Estriol) zu Grunde. Er alleine bringt eine ca. 80 %ige Aufdeckungsrate. Führt man ihn mit dem Ersttrimesterscreening (Double Test) zusammen, kann eine Erkennungsrate für Downsyndrom von ca. 95 % erreicht werden. Diese Zusammenführung beider Tests wird auch als Integrated Screening bezeichnet.

Ein gutes Ergebnis, z. B. 1:10.000, vermittelt ein gutes Gefühl. Dennoch ist ein Kind von 10.000 betroffen. Ein schlechtes Ergebnis, z. B. 1:200, löst große Unruhe aus, dennoch sind 199 der Kinder kerngesund.

Wenn Sie sich für die nichtinvasive Diagnostik entscheiden, sollten Sie mit dem Frauenarzt die Handlungsweise für den Fall eines auffälligen Befundes im Vorfeld festlegen. Meist wird es auf eine baldige Amniozentese mit FISH-Test hinauslaufen, dann ist schnell Klarheit gegeben. Sonst kann eine lange Zitterpartie daraus werden.

Welche Untersuchung für wen?

- Wenn ein Schwangerschaftsabbruch generell abgelehnt wird, ist der Nutzen der genetischen Untersuchungen fraglich, da sie eine Fehlgeburt einleiten können.
- Wenn ein Paar unabhängig vom Alter sicher sein will, dass kein Gendefekt vorliegt, muss es die Risiken der Amniozentese oder der Chorionzottenbiopsie eingehen.
- Wenn ein hohes Missbildungsrisiko und Klarheit zum Schwangerschaftsabbruch besteht, sollte eine möglichst frühe Untersuchungsmethode erwogen werden. Ab der 14. Woche muss eine Fehlgeburt meist mit Infusionen künstlich eingeleitet werden. Dies dürfte psychisch eine noch größere Belastung sein als ein Schwangerschaftsabbruch in einer kurzen Vollnarkose.
- Allgemein wird Frauen eine Amniozentese empfohlen, wenn das Risiko einer Missbildung höher ist als das Risiko einer durch die Untersuchung bedingten Fehlgeburt. Ob man sich dieser Marke anschließt, ist eine persönliche und weniger eine medizinische Entscheidung.

- Meist lassen sich die elterlichen Ängste durch eine Kombination von Suchtest und Ultraschall abbauen. Zeigt sich ein erhöhtes Missbildungsrisiko, unterliegt es der Verantwortung des Paares, weitere Untersuchungen zu veranlassen.
- Selbst die genetischen Untersuchungen sagen nichts über die Ausprägung der Missbildung aus. Viele Menschen haben Chromosomenanomalien oder Neuralrohrdefekte, ohne es zu wissen.
- Letztlich ist bei keiner Missbildung ein Schwangerschaftsabbruch zwingend. Es gibt Menschen, die stark genug sind, auch das Leben eines Behinderten zu begleiten. Auch wenn das Leben behinderter Menschen oft eingeschränkt erscheint, ist es lebens- und liebenswert.

Bei keiner Missbildung ist ein Schwangerschaftsabbruch zwingend!

Ultraschalluntersuchung

Sehen wir von der Missbildungsdiagnostik einmal ab, ist der Ultraschall eine Untersuchungsmethode zur Überwachung der kindlichen Größenentwicklung. Dabei bedeutet:
- CRL oder SSL Abstand vom Scheitel zum Steiß
- BIP Abstand von Schläfe zu Schläfe
- FRO Abstand von Stirn zu Hinterkopf
- THQ oder Th Abstand von Rippe zu Rippe
- Femur Länge des Oberschenkelknochens.

Die Normalwert-Tabellen für die kindliche Größenentwicklung gehen von einem statistischen Mittelwert aus. So entspricht ein BIP von 8,9 cm der 34. Schwangerschaftswoche. Das bedeutet nicht, dass das Kind auch in der 34. Woche ist, sondern nur, dass es in seiner Größe dem Mittelwert zur 34. Woche entspricht. Als normal gelten Werte, die zwei Wochen über und zwei Wochen unter dem entsprechenden Mittelwert liegen. Schließlich gibt es kleine und große Menschen.

Auf die 34. Schwangerschaftswoche bezogen, sind für den BIP Werte zwischen 8,5 cm und 9,3 cm normal. Liegen die Messwerte außerhalb der Norm, müssen gegebenenfalls zugrunde liegende Erkrankungen gesucht und behandelt werden. Liegt etwa eine Schwäche des Mutterkuchens vor, kann es unter Umständen sinnvoll sein, die Geburt einzuleiten, da die Versorgung des Kindes durch den Mutterkuchen nicht mehr gewährleistet ist. Mit dem Ultraschall lässt sich neben den Messungen ebenfalls die Lage des Mutterkuchens sowie die Anzahl der Kinder ermitteln.

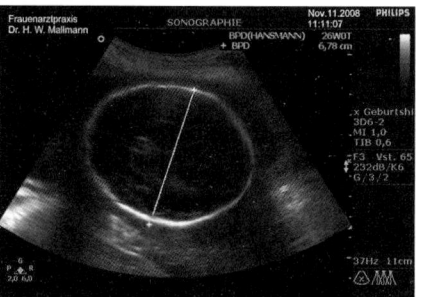

Ultraschall: Das Bild zeigt den Kopf des Fetus von oben. Die Messung entspricht dem BIP (Abstand von Schläfe zu Schläfe).

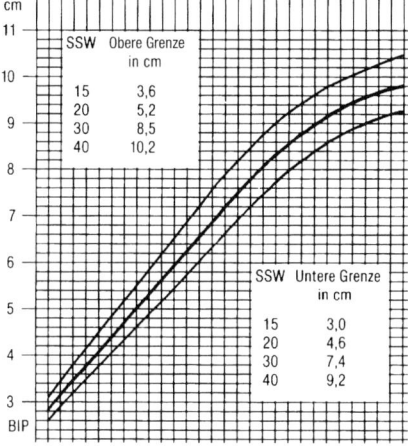

Normwerttabelle für den BIP (Abstand von Schläfe zu Schläfe)

CTG (Cardiotokogramm)

Ab der 28. Schwangerschaftswoche lässt sich die Versorgung des Kindes durch den Mutterkuchen mit Hilfe des CTG (Cardiotokogramm) beurteilen. Beim CTG werden gleichzeitig die Herztöne des Kindes und die Wehentätigkeit der Gebärmutter registriert. Dabei gibt es verschiedene Beurteilungskriterien. Die Herztöne sollten schwanken und Ausschläge nach oben haben (siehe Abb. unten). Eine geringe Schwankung oder Herztonabfälle (siehe Abb. Seite 32 oben) sind als Hinweis auf eine Schwangerschaftserkrankung oder auf Nabelschnurprobleme zu sehen. Hier sind häufigere Kontrollen oder medizinische Maßnahmen zu überdenken. Eine Überprüfung der Mutterkuchenfunktion kann über eine spezielle Ultraschalluntersuchung, die Farbdoppleruntersuchung, erfolgen.

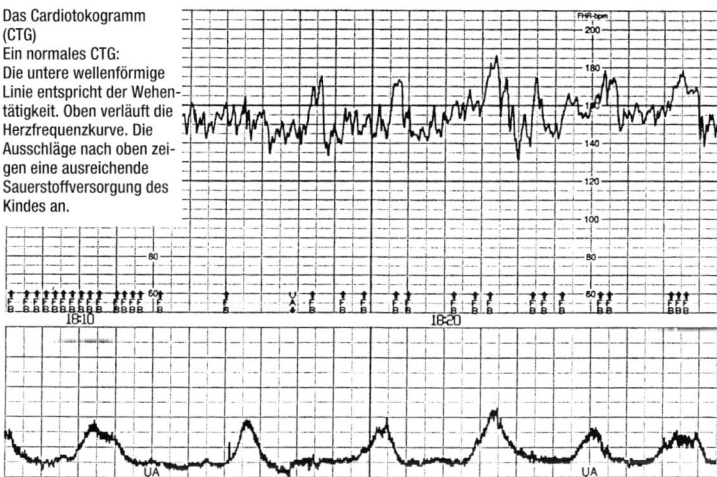

Das Cardiotokogramm (CTG) Ein normales CTG: Die untere wellenförmige Linie entspricht der Wehentätigkeit. Oben verläuft die Herzfrequenzkurve. Die Ausschläge nach oben zeigen eine ausreichende Sauerstoffversorgung des Kindes an.

Das Cardiotokogramm (CTG) Oben: Ein normales CTG. Die untere wellenförmige Linie entspricht der Wehentätigkeit. Oben verläuft die Herzfrequenzkurve. Die Ausschläge nach oben zeigen eine ausreichende Sauerstoffversorgung des Kindes an.

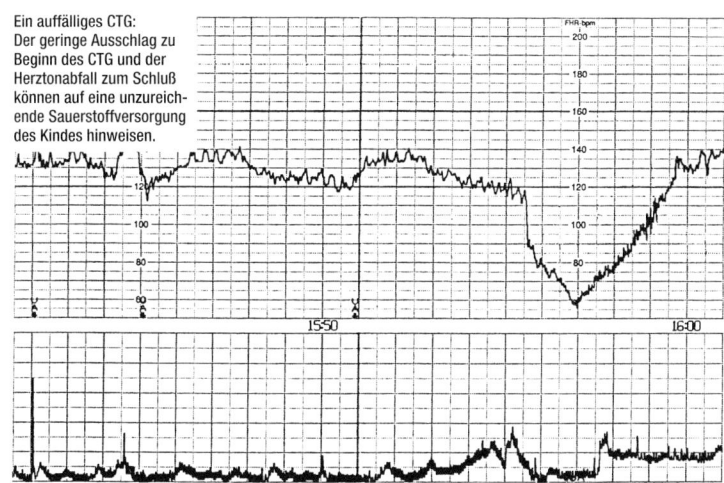

Ein auffälliges CTG:
Der geringe Ausschlag zu
Beginn des CTG und der
Herztonabfall zum Schluß
können auf eine unzureich-
ende Sauerstoffversorgung
des Kindes hinweisen.

Ein auffälliges CTG. Der geringe Ausschlag zu Beginn des CTG und der Herztonabfall zum Schluss können auf eine unzurei- chende Sauerstoffversorgung des Kindes hinweisen.

Organultraschall

Das Kind trinkt Fruchtwasser, der Magen ist gefüllt

Der Organultraschall (Feindiagnostik) um die 20. SSW kann ca. 80 % der möglichen Fehlbildungen ausschließen. Ganze Organsys- teme, wie Herz, Lunge, Niere/Blase, Gehirn, Lippe/Kiefer/Gau- men, Extremitäten werden beurteilt. Hier ein Auszug an Bildern.

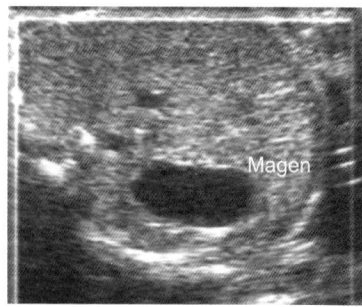

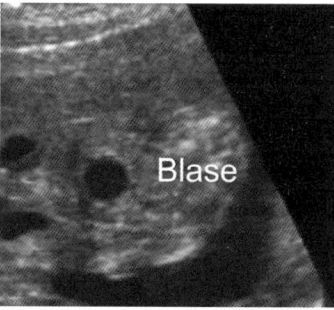

Die gefüllte Blase zeigt, dass die Nie- ren arbeiten, sonst könnte sie nicht voll sein.

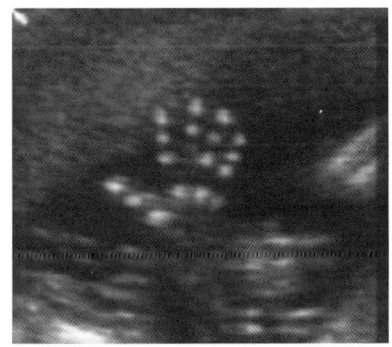

Die Hand ist gut zu sehen. Der kleine Finger hat drei Endglieder, das senkt das Risiko für eine Trisomie.

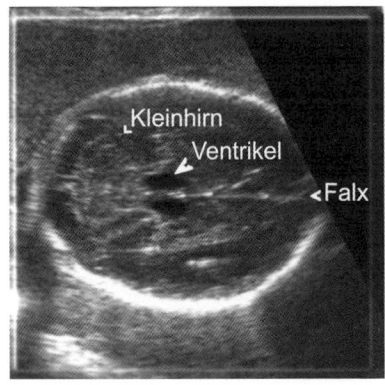

Im Gehirn sieht man die Falx, eine Haut, die das Gehirn in zwei Hälften teilt. Ventrikel sind die Hirnwasserräume. Auch das Kleinhirn lässt sich darstellen.

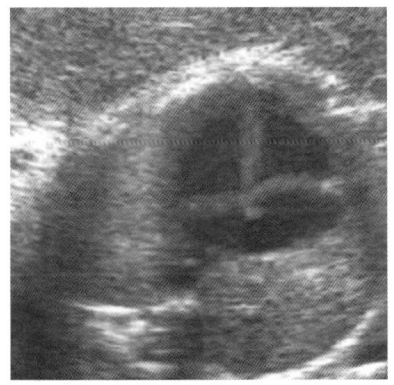

Der Vierkammerblick ist ein Standard des Organultraschalls.

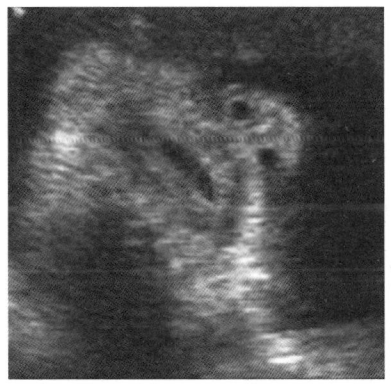

Von unten auf Kinn und Nase geblickt: Lippe-Kiefer-Spalten kann man meist auch ausschließen.

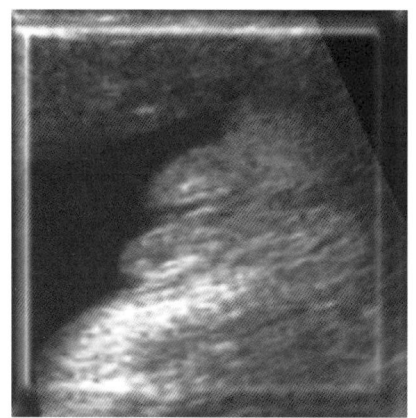

Das dürfte ein Mädchen sein.

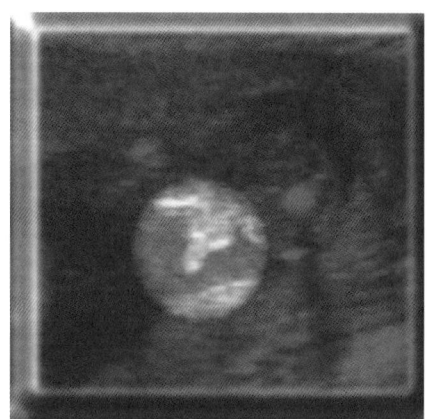

Wenn das kein Junge ist!

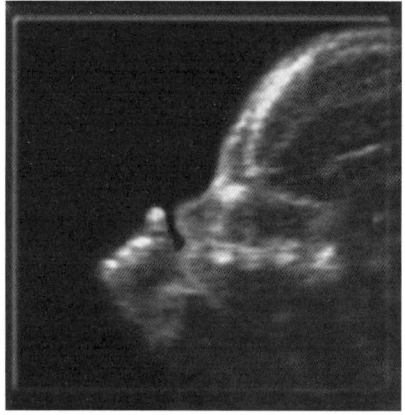

Noch nicht geboren und lutscht schon am Daumen!

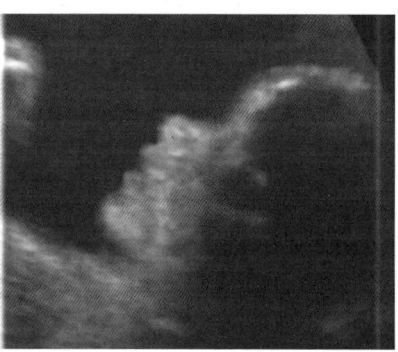

Welch ein Profil!

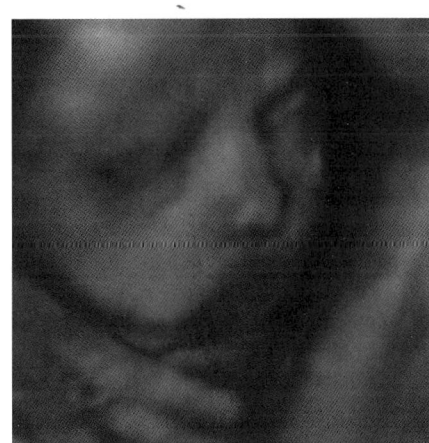

3D / 4D-Ultraschall

Ein plastisches Abbild
des Kindes durch den
3D-Ultraschall kann zu-
sätzliche Informationen
z. B. bei der Beurteilung
von Lippe / Kiefer-Ver-
änderungen bieten. Der
4D-Ultraschall zeigt das
Kind dreidimensional in
seiner Bewegung.

Dopplersonographie

Das Flussverhalten des mütterlichen Blutes zur Gebärmutter
kann in der 20. SSW Hinweis auf eine Gefährdung durch
Bluthochdruck geben. Der Doppler der Nabelschnur spiegelt
die Versorgung des Kindes wieder. Gerade bei verlangsamtem
Wachstum des Kindes wird er zur Diagnostik eingesetzt.
Aber bitte, auch der Dopplerultraschall dient wie die anderen Untersuchungen meist der Bestätigung, dass es dem Kind gut geht.

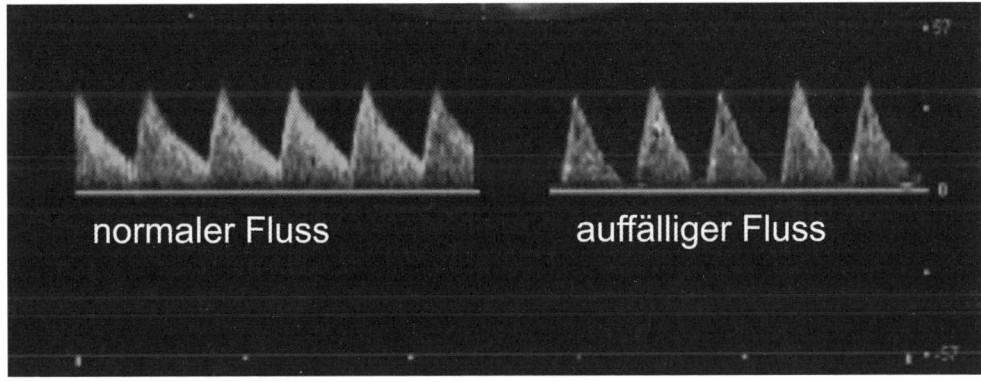

normaler Fluss   auffälliger Fluss

Erkrankungen in der Schwangerschaft

Emesis

Definition: Übelkeit in der Schwangerschaft.

Therapie: Kleine Mahlzeiten, Ernährung nach Bedürfnis.

Hyperemesis

Definition: Erbrechen in der Schwangerschaft.

Gefahr: Verlust von Mineralstoffen.

Therapie: Kleine Mahlzeiten, Ruhe, Ortswechsel, Akupunktur und Homöopathie. Je nach Ausprä-
gung Infusionen mit Mineralstoffen, Vitaminen
und speziellen Medikamenten gegen Erbrechen.

Blutungen in der Frühschwangerschaft

Definition: Blutungen bis zur zwölften Schwangerschaftswoche.

Gefahr: Drohende Fehlgeburt.

Therapie: Ruhe, Magnesium, eventuell Folsäure.

Blutungen in der Spätschwangerschaft

Definition: Siehe Plazenta praevia, vorzeitige Wehen und
Plazentalösung. Oft lässt sich jedoch keine Ursache finden.

Gefahr: Drohende Fehlgeburt.

Therapie: Ruhe, Magnesium, eventuell wehenhemmende
Medikamente.

Plazenta praevia

Definition: Der Mutterkuchen (Plazenta) liegt vor dem
Gebärmutterhals.

Gefahr: Mangelversorgung des Kindes durch
Blutverlust.

Therapie: Wehenhemmende Mittel, Magnesium. Als Geburtsform kommt nur ein Kaiserschnitt in Frage.

Vorzeitige Wehen

Definition: Regelmäßige Wehen vor der 36. Woche.
Gefahr: Drohende Fehlgeburt.
Therapie: Ruhe, Magnesium, wehenhemmende Mittel, Kondome.
Wichtig: Vorzeitige Wehen allein sind nicht beängstigend. Es wird erst gefährlich, wenn die Wehen den Muttermund verkürzen.

Zervixinsuffizienz

Definition: Verkürzung des Gebärmutterhalses (Zervix).
Gefahr: Drohende Fehlgeburt.
Therapie: Ruhe, Magnesium, wehenhemmende Mittel, Lungenreifung mit Cortison, Kondome. Der Verschluss des Muttermundes (Cerclage) hat sich nicht bewährt. Eine Ausnahme bildet der „frühzeitige Muttermundverschluss", der bei wiederholten Fehlgeburten angewandt wird.

EPH-Gestose

Definition: Erhöhter Blutdruck, begleitet durch Wassereinlagerung und Eiweiß im Urin.
Gefahr: Krampfanfälle der Mutter, die die Gesundheit von Mutter und Kind gefährden. Meist ab der 26. Schwangerschaftswoche.
Therapie: Ruhe, Magnesium, blutdrucksenkende Mittel, gegebenenfalls Geburtseinleitung.

HELLP-Syndrom

Definition: Besonders dramatische Form der EPH-Gestose mit Gerinnungsstörung.

Gefahr: Wie EPH-Gestose, aber mit erhöhter Gefahr für Gesundheit und Leben.

Therapie: Oft Kaiserschnitt und gerinnungsstabilisierende Mittel.

Wichtig: Kommt sehr selten vor!

Blutunverträglichkeit

Definition: Bei rhesusnegativer Mutter und rhesuspositivem Vater kann in der Schwangerschaft eine Sensibilisierung der Mutter stattfinden. In einer weiteren Schwangerschaft wäre dann das Ungeborene gefährdet, wenn es rhesuspositiv ist, weil das Immunsystem der Mutter Antikörper bildet.

Prophylaxe: Die rhesusnegative Mutter erhält Anti D in der 28. Schwangerschaftswoche bzw. nach der Geburt eines rhesuspositiven Kindes.

Therapie: Wenn wirklich eine Unverträglichkeit zwischen Mutter und ungeborenem Kind entsteht, muss im schlimmsten Fall ein Blutaustausch beim Baby noch im Mutterleib erfolgen.

Wichtig: Durch die bekannte Prophylaxe ist dies eine seltene Notwendigkeit. Die Prophylaxe ist nicht erforderlich, wenn der Vater auch rhesusnegativ ist.

Aids durch Blutkonserven und Blutprodukte

Aus aktuellem Anlass will ich hier einige wichtige Gedanken zum Thema Blutkonserven und Blutprodukte und ihrer Aidsgefährlichkeit äußern.

Viel zu häufig sind Bluttransfusionen auch nach Geburten verabreicht worden. Dies wird sich durch die bekannt gewordenen
Gefahren von selbst wieder senken. Blut sollte wirklich nur in
sehr dringenden Notfällen und nicht zur Beschleunigung der
Regeneration transfundiert werden. Ich würde einer verzögerten
Regeneration stets den Vorrang geben. Zur Unterstützung der
durch Blutverlust geschwächten Frau kann zum Beispiel besser
vorübergehend eine Haushaltshilfe verordnet werden.

**Vorsicht mit Blut-
transfusionen**

Blutprodukte

Die wichtigsten Blutprodukte für Schwangere sind Seren, die
zur Verhütung von Infekten und zur Verhinderung von Blutunverträglichkeit zwischen dem Ungeborenen und einer rhesusne-
gativen Mutter empfohlen werden. Diese Blutprodukte können,
anders als Bluttransfusionen, bei der Verarbeitung virusinak-
tiviert werden. Trotzdem sollten auch diese Seren nur in zwin-
genden Situationen eingesetzt werden. Eine kritische Zurückhaltung bei der Verwendung von Produkten menschlicher und
tierischer Seren scheint mir angebracht zu sein. Die Skandale um
die mit HIV infizierten Blutpräparate zeigen, wie unkalkulierbar
die zukünftigen Auswirkungen sind.

Hyperimmunglobuline

Hyperimmunglobuline sind Blutseren, die Frauen injiziert werden,
die Kontakt mit bestimmten Infektionen hatten. Hat zum Beispiel
eine Schwangere, die ohne Rötelnschutz ist, Kontakt mit einem
an Röteln erkrankten Kind, muss ihr so schnell wie möglich
Hyperimmunglobulin gespritzt werden, um eine Infektion bei ihr
zu vermeiden. Das Ungeborene würde im Falle einer Infektion der
Mutter mit Missbildungen und Behinderungen zur Welt kommen.

Der Teufel steckt hier im Detail. Bevor der Arzt das Hyperimmunglobulin verabreicht, sollte er durch persönlichen Einsatz,
durch Telefonate und Absprachen mit dem Arzt des erkrankten
Kindes abklären, ob es sich wirklich um Röteln handelt oder ob
„blinder Alarm" besteht.

Anti D

Anti D ist ein Blutserum, das ebenfalls bei der Verarbeitung vi-
rusaktiviert wird. Es soll verhindern, dass rhesusnegative Frauen
durch ein rhesuspositives Ungeborenes sensibilisiert werden.
Denn geschieht dies in einer Schwangerschaft oder durch eine

**Bei rhesus-
negativen Frauen
könnte eine Blut-
unverträglichkeit
das Ungeborene
gefährden**

falsche Bluttransfusion, so kann in der folgenden Schwangerschaft das Ungeborene durch Blutunverträglichkeit gefährdet
werden. Es kann möglich sein, dass das Blut des Kindes noch im
Mutterleib ausgetauscht werden muss. Zudem ist die Gesundheit des Kindes stark gefährdet. Es gibt keinen Zweifel, dass der
Mutter und dem Kind durch die Anti-D-Gabe viel Leid erspart
werden kann. Man spritzt deshalb in der 26. Schwangerschaftswoche Anti D zur Prophylaxe. Nach der Geburt erhält die Frau
erneut Anti D, wenn das Kind rhesuspositiv ist. Mit diesem Vor-
gehen haben sich Probleme durch Blutunverträglichkeit auf ein
Minimum reduziert.

Ernährung in der Schwangerschaft

**Siehe Tabelle
Seite 127/128**

Manchmal kann man den Eindruck bekommen, schwangere
Frauen dürften nichts mehr zu sich nehmen außer Nahrungs-
ergänzungstabletten und Infusionen mit Kohlehydraten. Weit
gefehlt. Lediglich wenige Einschränkungen sind zu beachten.
Allerdings gibt es in der Schwangerschaft Besonderheiten zur
Hygiene, der Aufbewahrung und der Verpackungsform von

Lebensmitteln. Letztlich geht es stets um die Gefahr von Infektionen und Schadstoffen.

Klasse statt Masse

Eine Schwangere hat lediglich einen gesteigerten Kalorienbedarf von 12 %. Bei 2000 kcal Grundumsatz außerhalb der Schwangerschaft liegt also die Empfehlung in der Schwangerschaft bei ca. 2250 kcal. Es ist nicht die Masse, sondern die Qualität der Ernährung, und die sollte ausgewogen sein. Beim Stillen ist der Kalorienbedarf übrigens etwas höher, er liegt bei ca. 2650 kcal pro Tag.

Nicht für zwei essen

Quecksilber, Dioxin, Blei & Co

Wildfleischprodukte und Waldpilze können eine beachtliche Menge Blei anreichern. Pro Woche sollten nicht mehr als ein bis zwei Portionen von 200 g gegessen werden. Bei Fisch stehen Thunfisch, Schwertfisch und Hai im Verdacht, Quecksilber in hoher Konzentration zu speichern, bei Ostseehering sind es die Dioxine. Besser diese Fische meiden oder nur in kleinen Portionen verzehren. Fellchen, Forelle, Heilbutt, Rotbarsch oder Sardinen sollten bevorzugt werden. Wegen der Omega-3-Fettsäuren werden zweimal 200 g Fisch pro Woche empfohlen.

Vorsicht Schadstoffe

Fangen wir beim Ernten an

Wenn Sie selbst Obst und Gemüse anpflanzen, wissen Sie am besten, was darin ist. Dünger möglichst nicht über die Pflanzen gießen. In der Schwangerschaft bei Gartenarbeiten stets Handschuhe tragen und nach getaner Arbeit die Hände gut waschen.

Beim Lebensmittelhändler

Wurst und Käse am Stück!

Kaufen Sie möglichst alles am Stück. Dann geht auch Salami, Bierwurst oder Blutwurst. Auch der Käse sollte nicht als Aufschnitt eingekauft werden. So ist selbst Hartkäse aus Rohmilch (Emmentaler, Parmesan) unbedenklich. Ansonsten ist Rohmilchkäse leider verboten.

Legen Sie Wert auf Sauberkeit bei der Aufbewahrung, ein Käse aus offenen Trögen ist zwar originell, aber in der Schwangerschaft nicht akzeptabel.

Im Kühlschrank

Alles gut kühlen

Käse und Wurst, die nicht gleich verzehrt werden, sollten sofort zurück in den Kühlschrank. Die Kühlkette nicht abreißen lassen: Gefrorenes im Laden in die Tiefkühl-Transporttasche und zuhause gleich ins Gefrierfach!

Auftauen von Tiefkühlkost im Kühlschrank. Rohes und Gekochtes getrennt aufbewahren.

In der Küche

Obst und Gemüse gründlich waschen bzw. schälen.

Es sollte nur soviel Käse oder Wurst geschnitten werden, wie auch gegessen wird. Und vor allem: mit einem sauberem Messer. Das, was nicht auf den Tisch kommt, sollte sofort zurück in den Kühlschrank.

Beim Käse: Rinde ab! Das ist ganz wichtig.

Im Zweifel die erste Scheibe Wurst oder Käse wegwerfen.

Beim Essen

Wenn Sie selbst Ihre Pasta mit frisch geriebenem Parmesano verfeinern, ist das bekömmlich; aber im Restaurant sollten Sie die Box mit dem geriebenen Parmesan besser stehen lassen. Ob Blattsalat im Restaurant gründlich gewaschen ist? Im Zweifel eher nicht.

Aus der Apotheke

Es gibt heute keinen Zweifel, dass Jod und Folsäure schon Monate vor der Schwangerschaft eingenommen werden sollten. Schon eine tägliche Menge von 400 bis 800 µg Folsäure senkt deutlich das Risiko eines offenen Rückens und von Lippe-Kiefer-Gaumenspalten. Ansonsten ist eine gesunde gut gemischte Kost völlig ausreichend. Ein zusätzlicher Bedarf an Mikronährstoffen mit Vitaminen, Mineralstoffen und ungesättigten Fettsäuren, wie sie für Schwangere zuhauf angeboten werden, besteht in Ausnahmesituationen:

Folsäure und Jod sind hilfreich

- Einseitige Ernährung, gewollt oder ungewollt
- Chronische Erkrankungen, z. B. des Darms
- Fehlernährung, nicht ausgewogene Diät
- Gestörtes Essverhalten

Vegetarische Ernährung

Bei Verzicht auf Fleisch ist in der Schwangerschaft insbesondere der zusätzliche Bedarf an Vitamin B, Eisen und Eiweiß zu beachten. Dieser lässt sich meist mit Vollkornprodukten, Milcherzeugnissen, Eiern, frischem Obst und Gemüse ausgleichen. Ggf. kann auch einmal auf die reichhaltig angebotenen Nahrungsersatzmittel für Schwangere zurückgegriffen werden. Wer ein veganes Leben führt, sollte eine Ernährungsberatung durchführen lassen. Denn der zusätzliche Verzicht auf Milcherzeugnisse und Eier kann nur schwer ausgeglichen werden.

In Zusammenarbeit mit Prof. Costa von der Universitätsklinik Magdeburg habe ich für www.rund-ums-baby.de eine Liste erstellt, was empfehlenswert, was weniger empfehlenswert und was nicht empfehlenswert ist.
Sie finden die Liste auf Seite 127 / 128.
Guten Appetit!

Die Geburt

Bereits die Schwangerschaft ist durch individuelle Ausprägung so variantenreich, dass eine allgemeingültige Beschreibung des Erlebens kaum möglich ist. Das Erlebnis einer Geburt zu beschreiben ist ungleich schwerer, da die Abläufe schnell sind und ihre Beeinflussbarkeit stark eingeschränkt ist. Die Geburtssituation gleicht einer Fahrt mit der Achterbahn. Wenn man sich einmal reinsetzt und die Fahrt beginnt, gibt es kein Entweichen mehr. Man kann nur durch Ausgleichbewegungen und mit der richtigen Atmung auf die beängstigenden Augenblicke während der Fahrt reagieren.
Ich will in diesem Kapitel versuchen, eine Geburt aus verschiedenen Blickwinkeln zu beschreiben.

Beschreibungs-Versuch Nr. 1: Nur 10 cm Weg

Fragen wir uns zunächst einmal, was denn bei der Geburt eines Kindes geschehen muss. Letztendlich muss der Kopf des Kindes 10 cm tiefer treten, um nach draußen zu gelangen. Der übrige Körper wie Schultern, Arme, Rumpf und Beine folgen bekanntermaßen in Sekundenschnelle und ohne Schwierigkeiten. Bedenken wir noch einmal, wie gewaltig die Vorgänge während der Schwangerschaft sind. In 267 Tagen wächst ein ca. 3250 g schweres und etwa 50 cm großes Kind heran. 267 Tage umschließt und schützt die Gebärmutter das Kind und hält es zurück, um es dann in ca. acht Stunden zu gebären. Letztlich doch eine relativ kurze Zeit. Und alle von der Natur gewollten Vorgänge, die Geburt zu verzögern, sind notwendig, damit das Kind das Gewebe und die Organe der Frau bei der Geburt nicht verletzt. Die 10 cm, die zu überwinden sind, werden Geburtsweg genannt. Er beginnt mit dem Beckeneingang, der queroval ist, und endet mit dem Beckenausgang, der längsoval ist. Bei der Geburt kann das Kind somit nicht einfach 10 cm tiefer rutschen, es muss am Anfang der Geburt den Kopf zur Seite drehen, um sich dem querovalen Becken anzugleichen. Im Verlauf der Geburt dreht sich der Kopf, sodass das Gesicht nach hinten gerichtet ist. Was in der Schwangerschaft einen Schutz vor einer Frühgeburt darstellte, verzögert nun die allzu schnelle Geburt. Der Damm und die Beckenbodenmuskeln steuern ebenfalls gegen den Geburtsdrang der Gebärmutter an.

Die Geburtsdauer schützt die Mutter vor Verletzungen

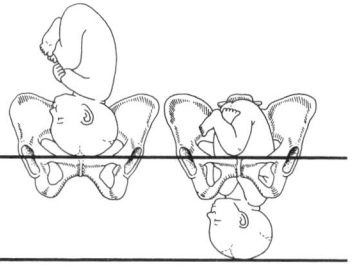

Der Kopf des Kindes muss 10 cm tiefer treten.

Zusammenarbeit der Organe

Bleiben wir noch einen Moment bei der mechanistischen Geburtsbeschreibung. Wie arbeiten Gebärmutter (Uterus), Gebärmutterhals (Zervix), Beckenform, Beckenmuskulatur und Damm zusammen?

In der Schwangerschaft wird die Beckenöffnung durch den unteren Teil der Gebärmutter verschlossen. Die zunächst für das Kind noch verschlossene Pforte ist der Muttermund, der durch seine muskulären Lippen, den Gebärmutterhals, gesichert ist.

Die Geburtswehen beginnen, das heißt, die Gebärmutter zieht sich zusammen. Der Gebärmutterhals, der normalerweise 3 cm in die Scheide hineinragt, wird immer kürzer. Eine Verkürzung des Gebärmutterhalses kann auch schon vor der Geburt erfolgen. Bald ist der Gebärmutterhals nicht mehr zu ertasten, und der Muttermund beginnt sich zu öffnen. Schon jetzt wird der kindliche Kopf durch das Zusammenziehen der Gebärmutter in den querovalen Beckeneingang gezwungen und sinkt zur Beckenmitte. Der Muttermund öffnet sich allmählich immer mehr, bis seine Weite etwa 10 cm beträgt. Damit hat die Gebärmutter die Beckenöffnung völlig freigegeben.

Die Gebärmutter muss die Beckenöffnung freigeben

Der Kopf des Kindes wird jetzt durch den längsovalen Beckenausgang in seine abschließende gerade Richtung gedrängt. Die Frau kann jetzt mitpressen. Mit jeder Wehe dehnt der Kopf die Beckenbodenmuskulatur und den Damm, damit das Kind ohne Verletzung der mütterlichen Muskeln und Haut geboren werden kann.

Sicherlich, dies war jetzt alles sehr mechanistisch beschrieben. Also auf zum nächsten Versuch.

Beschreibungs-Versuch Nr. 2:
Die fünf Phasen der Geburt

Wenn man die Geburt vom Geburtsfortschritt her betrachtet, reicht es, sie in drei Perioden einzuteilen. Das ergibt die folgende Gliederung:

- Eröffnungsperiode
- Austreibungsperiode
- Pressperiode.

Diese Einteilung ist aber für unsere Zwecke nicht sonderlich geeignet, da sie keine Rücksicht auf die sich wandelnden Empfindungen der Betroffenen nimmt. Auf das Wort Austreibungsperiode will ich wegen seines unnötig Furcht erregenden Beigeschmacks verzichten. Mit den folgenden fünf Phasen finden sowohl Geburtsfortschritt als auch die seelischen und körperlichen Wandlungen Berücksichtigung:

- Vorphase
- Frühe Eröffnungsphase
- Späte Eröffnungsphase
- Übergangsphase
- Pressphase.

Wann beginnt eigentlich eine Geburt?

Die Geburt beginnt, wenn sich bei regelmäßigen Wehen der Gebärmutterhals öffnet

Medizinisch spricht man vom Geburtsbeginn, wenn sich unter regelmäßiger Wehentätigkeit der Gebärmutterhals eröffnet. Wenn Sie eine Mutter fragen, wann die Geburt beginnt, wird sie den Zeitpunkt angeben, ab dem sie die regelmäßigen Wehen als belastend empfunden hat. Sie wird zunächst die Eröffnung des Muttermundes gar nicht wahrnehmen. Am leichtesten kann sie es am Abgang des teilweise etwas blutigen Schleimpfropfs bemerken.

Die Vorphase

Die Vorphase ist die Phase heftiger Wehen ohne Effekt am
Gebärmutterhals.

Dauer:	Unbestimmte Zeit. Sie kann, mit Unterbrechungen, Stunden bis Tage andauern.
Definition:	Heftige Wehen, unregelmäßig oder regelmäßig, aber ohne dass sich der Muttermund öffnet.

Diese Phase kann auch übersprungen werden.

Empfindung:	Geprägt durch die Unsicherheit, wann die Muttermunderöffnung beginnt. Im Einzelfall kann diese Phase sehr anstrengend werden, denn trotz heftiger Wehen kommt die Geburt nicht voran.
Abhilfe:	Warme Bäder, entspannende Maßnahmen. Möglichst in gewohnter, alltäglicher Umgebung erleben. Im Krankenhaus wird die Situation durch das Wahrnehmen anderer Geburten verschlimmert, deshalb möglichst zu Hause abwarten.

Die frühe Eröffnungsphase

In der frühen Eröffnungsphase beginnt der Muttermund sich zu
weiten.

Dauer:	Ca. sechs Stunden.
Definition:	Vom Beginn der Muttermunderöffnung bis zu einer Muttermundweite von ungefähr 7 cm. Der kindliche Kopf senkt sich in die Mitte des mütterlichen Beckens.
Empfindung:	Die Wehen sind meist gut zu veratmen. Die Wehenpausen werden teilweise noch mit Gesprächen über Alltägliches verbracht. Die

Wehenarbeit ist allerdings hart, aber die Frau behält die Kontrolle.

Kreißsaal: Wenn der Muttermund 2 cm bis 3 cm weit ist, wird man der Frau empfehlen, im Kreißsaal zu bleiben. Meist wird der Frau ein Bad angeboten.

Die späte Eröffnungsphase

In der späten Eröffnungsphase weitet sich der Muttermund, bis er vollständig eröffnet ist.

Dauer: Ca. zwei Stunden.

Definition: Der Muttermund weitet sich von 8 auf 10 cm. 10 cm bedeutet, dass er nun vollständig geöffnet ist. In dieser Zeit kommt es häufig zum Blasensprung. Das Kind senkt sich fast auf den tiefsten Beckenpunkt ab.

Empfindung: Dies ist die für die Frau härteste Phase, die Wehen kommen öfter und sind heftiger. Durch das Tiefer-Treten des Kindes werden jetzt besonders empfindliche Regionen belastet. Relativ plötzlich schlagen Empfindungen um. Massagen des Rückens, die bisher gut taten, können nun als unangenehm empfunden werden. Dies führt bei den Männern nicht selten zu Unverständnis. In dieser Phase kann die Frau zeitweise die Kontrolle über sich und über die Geburt verlieren.

Die Übergangsphase

In der Übergangsphase ist der Muttermund eröffnet, und der Kopf des Kindes senkt sich auf den Beckenboden.

Dauer: Ca. eine Stunde.

Definition: Der Muttermund ist nun vollständig eröffnet.
                 Der Kopf senkt sich auf den Beckenboden. Nur
                 Beckenboden und Damm stehen dem Kind noch
                 entgegen.

Empfindung: Die Frau findet jetzt den „roten Faden" der Ge-
                 burt wieder. Sie kann sich nun meist wieder gut
                 kontrollieren. Sie verspürt mehr und mehr einen
                 Pressdrang, dem sie zunächst nicht nachgeben
                 darf, da sonst die Beckenbodenmuskeln verletzt
                 werden.

Kreißsaal: Die Frau wird aufgefordert, den Pressdrang zu
                 veratmen.

Die Pressphase

In der Pressphase wird nun das Kind Wehe für Wehe geboren.

Dauer: Ca. eine halbe Stunde.

Definition: Das Kind dehnt Wehe für Wehe die Beckenbo-
                 denmuskeln und den Damm, um dann geboren
                 zu werden. Der Mutterkuchen wird ebenfalls
                 unter Mitpressen geboren.

Empfindung: Das Mitpressen ist anstrengend, wird aber in
                 der positiven Erwartung des Kindes, dessen
                 Kopf jetzt gesehen und gefühlt werden kann, in
                 guter Stimmung erlebt. Der Rest der Geburt ist
                 „unbeschreiblich".

Die Nachgeburt wird meist als lästige Notwendigkeit empfunden.
Empfindungen in Tabellenform? Das kann nicht der Abschluss
der Beschreibung eines Geburtsverlaufs sein. Also auf zum
nächsten Versuch.

Beschreibungs-Versuch Nr. 3:
Ein Achtstunden-Arbeitstag

Wenn ein „frisch gebackener" Vater in den noch laufenden Geburtsvorbereitungskurs für Männer kommt, steht das Programm des Kurstages fest. Aber was kann auch authentischer sein als sein Bericht?

Also lassen wir einmal einen Mann berichten, wie er die Geburt seines Kindes erlebt hat, wie er versuchte, seiner Frau Sandra zu helfen.

Blinder Alarm

Fred hatte mit seinem Chef ausgemacht, dass er zu jeder Zeit nach Hause gehen kann, wenn die Geburt beginnt. Sandra hatte in den letzten Tagen immer wieder heftigere Wehen gespürt, aber das legte sich auch schnell wieder. Fred meinte einmal: „Diese Ungewissheit, keiner weiß Bescheid, der Gynäkologe hat keine Ahnung, wann's losgeht, und der Hebamme fällt auch nichts Besseres ein als zu sagen: Geduld, Geduld, Geduld. Ich glaube, ich habe inzwischen sämtliche Bleistifte zerkaut, so nervös bin ich."

Fred kam gerade von der Frühbesprechung, als das Telefon klingelte: „Ich glaub, es ist so weit. Die Wehen kommen alle acht Minuten."

„Ich bin sofort losgerast. Ich glaube, ich habe sogar vergessen, im Sekretariat Bescheid zu sagen."

Fred fuhr nach Hause. Sandra hatte mittlerweile die Hebamme angerufen. Sie konnte aber nicht kommen und bat, im Kreißsaal nachschauen zu lassen. Es öffnete ihnen eine Hebamme, die Sandra und Fred im Geburtsvorbereitungskurs kennengelernt hatten.

„Zwischen zwei Wehen haben wir uns noch gestritten, ob die Hebamme den Kurstag Ernährung in der Schwangerschaft oder das Stillen geleitet hatte." Die Hebamme bat Sandra, sich auf eine Liege zu legen, und tastete während einer Wehe Sandras Bauch ab. *„Die Wehen sind aber ganz schön kräftig. Ich schaue jetzt einmal nach Ihrem Muttermund."*
Die Hebamme zog sich Handschuhe an und untersuchte Sandra über die Scheide. *„Der Muttermund ist noch geschlossen, und der Gebärmutterhals ist noch zwei cm erhalten."*
Sandra und Fred schauten sich enttäuscht an.
„Das ist ja wie bei der Untersuchung vor zwei Wochen beim Frauenarzt", meinte Sandra. *„Kommt, wir schreiben noch ein CTG, und dann reden wir noch einmal miteinander."*
Fred ließ sich in den Stuhl neben dem CTG sinken. Sie hörten den Herztönen ihres Kindes zu.
„Wir wurden innerlich ganz ruhig. Ich nahm zum erstenmal so richtig Sandras Wehen wahr."
„Kann ich was für dich tun?"
„Ja, du kannst meinen Rücken massieren."
Fred beugte sich über die Liege und streichelte Sandras Rücken.
„Ein bisschen stärker", sagte Sandra und fing an zu weinen. Die Hebamme kam herein und nahm ihr die CTG-Gurte ab.
„Also jetzt fahrt nach Hause, und du setzt dich in die Badewanne", sagte sie und nahm Sandra in den Arm. *„Wenn es richtige Wehen sind, geht es weiter, ansonsten hören sie auf."*

Endlich wird es ernst

Sie hörten auf. Zwei Wochen später, 16.45 Uhr: Fred sitzt in seinem Büro und kaut am Bleistift. Es ist kurz vor Feierabend, das Telefon klingelt.
„Ich bin's, Sandra. Komm schnell, ich krümme mich vor Schmerzen."

*Auch wenn der errechnete Termin schon drei Tage zurücklag,
gerade jetzt hätte Fred nicht mit dem Geburtsbeginn gerechnet.
Er konnte gerade noch die unpassende Frage, ob es nicht schon
wieder blinder Alarm sei, hinunterschlucken. „Ich glaube, der
Schleimpfropf ist abgegangen", sagte Sandra. „Es blutet auch
etwas." „Es blutet?! Ich komme sofort." Er raste los. Später
sagte Fred: „Ich bin gefahren wie ein Verrückter. Gott sei Dank
ist nichts passiert. Die Raserei war aber allemal sinnlos." Als
er zu Hause ankam, war die Hebamme schon da und strahlte:
„Jetzt ist es so weit. Der Muttermund ist drei cm geöffnet. Packt
eure Sachen, wir treffen uns in einer Stunde im Kreißsaal."*

*Sandra und Fred fielen sich in die Arme. Endlich! Plötzlich stieß
sie ihn zurück. „Eine Wehe!" Sandra wurde still. Sie atmete tief
und laut. Immer intensiver. Fred zappelte etwas herum, aber er
merkte, dass er nichts sagen durfte. Es herrschte eine merkwür-
dige, aber angenehme Stille. Die Wehe ließ nach. Sandra atmete
tief durch und lachte: „Das tut ganz schön weh. Komm, mas-
siere mir den Rücken."
„Sollten wir nicht lieber losfahren? Die Hebamme ist schon
weg."
„Nein, wir bleiben noch einen Moment."
„Hoffentlich kommen wir dann nicht zu spät." Fred war nervös.
„Nein, beruhige dich, wir kommen nicht zu spät."
Sandra setzte sich und hielt ihren Bauch. Schon wieder eine
Wehe. Fred war bereits etwas mutiger geworden und streichelte
Sandras Bauch. Sie wies ihn resolut zurück: „Halte mir lieber
den Rücken."
In einer Wehenpause lief Fred in sein Zimmer, er zog sich eine
dünne Stoffhose und ein leichtes Hemd mit halbem Arm an, er
wusste, dass es im Kreißsaal warm werden würde.
„Ich bin fertig", sagte Fred. Sandra reagierte gereizt: „Nun reiß
dich bitte zusammen und sei ruhig, wir haben noch genug Zeit."*

*Die nächste Wehe fand Fred schon nicht mehr so beängstigend,
er wusste, dass sie nach einer gewissen Zeit ja wieder abebbte
und er dann wieder ganz normal mit Sandra reden konnte.*
*„Ja, so lernt man dazu", berichtete Fred, „aber die Wehen wurden doch immer intensiver, und ich war froh, als wir endlich im
Auto saßen. Auch wenn wir nur 45 Minuten allein waren, ich
hatte schreckliche Angst, dass das Kind in dieser Zeit kommen
könnte."*
*Als die beiden den Kreißsaal erreichten, war Freds leichtes
Hemd durchgeschwitzt. „Endlich in Sicherheit!", seufzte Fred.*

Im Kreißsaal

*Die Hebamme nahm die beiden in Empfang: „Ich kontrolliere
zuerst den Muttermund." Der Muttermund war jetzt 5 cm
offen. Nachdem ein Einlauf durchgeführt war, konnte Sandra
ein Bad nehmen. „Ist das entspannend!" Das Badewasser duftete nach Rosmarin. Außerdem war das Badezimmer nach hinten,
zum Garten gelegen. Es war angenehm still. Sandra konnte die
Wehen im Wasser gut veratmen. Sie atmete ruhiger. „Wenn die
Wehen nicht wären, würde ich mich fühlen wie auf einer Südseeinsel." Fred massierte Sandra immer wieder den Rücken.
Nach einer Stunde musste Sandra aus der Badewanne, und es
wurde ein CTG geschrieben.*
*„Das CTG ist gut", sagte die Hebamme. „Wenn du willst,
kannst du dich etwas hinlegen."*
„Ich würde lieber noch herumlaufen."
„Können wir nicht draußen herumlaufen?" fragte Fred.
*„Sicher, wenn ihr wollt, aber in einer Stunde müssen wir wieder ein CTG schreiben. Sandra, wenn du plötzlich Druck auf
den Darm verspürst, wie beim Stuhlgang, dann kommt sofort
zurück in den Kreißsaal!" Fred und Sandra zogen ihre Jacken an
und gingen los.*

Die werdenden Eltern bei der Arbeit

Bei den Wehen ging Sandra manchmal in die Hocke und ließ sich von Fred stützen. An den Gartenbänken beugte sie sich nach vorn, und Fred massierte ihren Rücken. „Es wird doch immer stärker. Ich glaube, ich möchte zurück." „Und dann?" „Ich weiß auch nicht." „Möchtest du dich hinlegen? Möchtest du wieder in die Badewanne?" „Ja! Eine gute Idee!" „Also gehen wir." „Nein, warte. Eine Wehe. Halt mich fest!" Fred umfasste Sandra von hinten und verschränkte seine Arme unter ihrer Brust, sodass sie sich in die Hocke fallen lassen konnte.
Die Atmung wurde heftiger. Fred zählte beim Einatmen mit, wie sie es beim Vorbereitungskurs gelernt hatten. Zum Wehenhöhepunkt muss intensiver und länger eingeatmet werden.
„Einatmen: 1–2–3–4. Und ausatmen.
Einatmen: 1–2–3–4–5. Und ausatmen.
Einatmen: 1–2–3–4–5–6. Und ausatmen.
Einatmen: 1–2–3–4–5–6–7. Und ausatmen."

Vor dem nächsten Einatmen schrie Sandra kräftig und erlösend. „Einatmen: 1–2–3–4–5–6–7. Und ausatmen."
Die Wehe schien nachzulassen. „Einatmen: 1–2–3–4–5. Und ausatmen. Einatmen: 1–2–3–4. Und ausatmen. Einatmen: 1–2–3. Und ausatmen."
Sandra seufzte, hob den Kopf wieder hoch und lächelte Fred zu. „Nicht schlecht. Du bist ein Naturtalent", lobte Fred, „du atmest wie im Lehrbuch. Ich habe mitgezählt." Sandra nahm seinen Arm, und sie gingen in den Kreißsaal zurück. Noch zweimal wurden sie unterwegs durch eine Wehe aufgehalten. Ansonsten stritten sie noch kurz über den Namen des Babys, bevor Sandra nach einem weiteren CTG erneut in die Badewanne sank. Der Muttermund war jetzt gut 6 cm offen. Es war mittlerweile 21 Uhr. Fred wurde ein Abendessen gebracht. Sandra

sollte und wollte nichts essen. Während Fred mit der einen Hand
sein Brot aß, massierte er mit der anderen Sandras Rücken.

Für viele Frauen die schwierigste Phase

Das Bad brachte anfangs Erleichterung, aber langsam wurden
die Wehen unerträglich. Sandra wollte aus der Badewanne
heraus. Die Hebamme untersuchte sie ein weiteres Mal.
„Der Muttermund ist jetzt sieben cm geöffnet. Jetzt wird es an-
strengend. Wenn sich die Gebärmutter ganz zurückgezogen hat,
geht es dir wieder besser."
„Wie lange wird das dauern?"
„Vielleicht eine Stunde. Der Muttermund muss völlig eröffnet
sein." In den Wehenpausen wurde nun nicht mehr gelacht.
Sandra war völlig erschöpft. „Ich kann nicht mehr!" Fred
massierte wieder Sandras Rücken. „Jetzt hör doch endlich damit
auf!", schrie Sandra ihn an. Fred wurde blass. Da hatte er sich
nun sieben Stunden lang die Hände fast wund massiert, um sich
jetzt anschreien zu lassen, endlich damit aufzuhören.
Seine Verwirrung war unübersehbar, die Hebamme erklärte:
„Der Kopf ist schon in die Beckenmitte gerutscht und belastet
nun völlig andere Nerven. Dadurch können Körperregionen
plötzlich sehr empfindlich werden. Versuch jetzt einmal, deine
Hand auf Sandras Unterbauch zu legen und leicht zu streicheln.
Aber Vorsicht, auch das kann unangenehm sein." Fred verspürte
auf einmal Rückenschmerzen. Er hatte keine Zeit, an sein eige-
nes Leiden zu denken, denn jetzt kam es zum Blasensprung. Die
Wehen wurden noch heftiger. Die Hebamme redete Sandra gut
zu: „Komm, der Muttermund geht gut auf. Er ist schon 9 cm."
Fred merkte, wie konzentriert die Hebamme war. Er zog sich ein
wenig zurück.
„Ich möchte mich auf den Boden legen", sagte Sandra. Die
Hebamme bat Fred, aus dem Nebenraum eine große Gym-

nastikmatte zu holen. Sandra wälzte sich auf der Matte hin und
her. „Das ist gut. So kann ich es aushalten. Aber es ist ganz
schön schwer." *Machmal kniete sie sich hin und legte den Kopf
auf Freds Schulter. Die Hebamme atmete mit ihr und munterte
sie auf.* „Nur noch ein Zentimeter, und der Muttermund ist
offen."
„Schau doch noch einmal nach dem Muttermund", *bat Sandra
in einer Wehenpause.* „Gut, da ist nur noch ein ganz klei-
ner Saum, du hast es gleich geschafft." *Sandra lächelte etwas
ungläubig und legte den Kopf auf Freds Schoß. Nach drei
weiteren Wehen bemerkte Sandra eine Veränderung.* „Ich habe
das Gefühl, mitpressen zu müssen. Kann das sein?"
„Ja, der Muttermund ist sicherlich vollständig eröffnet. Aber
presse bitte noch nicht mit." „Ich muss aber mitpressen."
„Na, dann drücke gerade so viel, dass der Drang erträglich ist.
Willst du dich auf die Liege legen?"
„Nein, die ist mir zu schmal."
„Na, dann bleibe auf deiner Matte liegen."
*Die Wehenpausen wurden kürzer und der Pressdrang immer
stärker. Die Hebamme redete mit Engelszungen auf Sandra
ein, nicht zu fest mitzupressen.* „Wie lange soll denn das noch
dauern?", *klagte Sandra.* „Vielleicht noch eine Viertelstunde.
Ich schau noch einmal nach. Gut, der Kopf ist fast gerade. Er ist
schon sehr tief. Wir werden ihn bald sehen können."

Das letzte Stadium

*Nach einer Viertelstunde war der Kopf aber noch nicht tiefer ge-
treten.* „Hm, jetzt brauchst du aber Bewegung. Komm hoch, wir
tanzen jetzt ein wenig." *Sandra verlagerte ihr Gewicht abwech-
selnd auf das linke und das rechte Bein.* „Soll ich den Gymnastikball reinholen?", *fragte Fred die Hebamme.* „Das ist eine
gute Idee. Auf dem Ball wird dein Becken in alle Richtungen

*bewegt, dadurch schiebst du das Becken über den Kopf des
Babys. Wie einen engen Ring, den man über das Mittelgelenk
des Ringfingers hebeln muss."*
*Fred brachte den Gymnastikball, und Sandra setzte sich darauf.
Fred stellte sich hinter sie und hielt sie fest. Während der Wehen
hatte er Schwierigkeiten, den Bewegungen zu folgen, und beide
kamen manchmal ins Schwanken. Die Hebamme leitete weiter
die Atemarbeit und half Fred teilweise, Sandra mit zu stützen.
Die Arbeit hatte sich gelohnt, nach 20 Minuten bemerkte
Sandra, dass der Kopf auf den Darm drückte.
„So, jetzt kannst du mitpressen. Am besten legst du dich auf die
Liege, und Fred setzt sich hinter dich. So kann er dich stützen,
und du liegst nicht auf dem Rücken. Dann kannst du alles
sehen, was um dich herum passiert."*

Es ist schon zu sehen

*In den Wehenpausen konnte sich Sandra wieder besser erholen.
Sie legte den Kopf zurück auf Freds Schultern. Bei den Wehen
half Fred ihr, die Beine an sich zu ziehen. „Du musst beim Pressen die Augen schließen, sonst platzen die Augenadern", sagte
die Hebamme. Und bei jeder Wehe wurde Sandra angefeuert:
„Drücken, drücken, drücken! Und noch mal drücken! Komm,
du kannst noch einmal! Während der Wehe kann man schon
den Kopf sehen."*
*„Lasst mich, da kommt schon wieder eine Wehe." Fred beugte
sich bei der Wehe weit vor. Und tatsächlich, er konnte ein
paar Haare sehen. „Es hat pechschwarze Haare. Komm, press
weiter!", rief er. Fred war enthusiastisch, er presste so stark mit,
dass er Sandra weh tat. „Oh, entschuldige, aber ich kann es
schon sehen." Weiter und weiter schob sich der Kopf vor.
Mittlerweile hatte sich der Dienst habende Arzt unbemerkt in
den Kreißsaal geschlichen und sich neben Fred gestellt. „Na,*

alles in Ordnung?" zwinkerte er Fred zu. „Ja!" Fred war erregt.
„Noch zwei, drei Wehen, dann ist es da." Auch die Hebamme
war von einer gewissen Spannung erfüllt. Der Dienst habende
Arzt schien einen langen Tag hinter sich gehabt zu haben, er
hatte es sich auf einem Hocker in einer Ecke bequem gemacht
und nickte immer wieder ein. „Warte, warte!", rief die Heb-
amme. „Du musst noch zwei Wehen verhecheln, dann kann es
kommen." Während der Wehe hielt die Hebamme den Kopf des
Kindes mit viel Kraft zurück: „Sonst reißt der Damm." Dann
hielt sie den Damm mit der rechten Hand fest und ließ den
Kopf langsam durchtreten. Mit beiden Händen umfasste sie den
Kopf und führte ihn nach unten, sodass eine Schulter geboren
wurde. Jetzt folgte die zweite Schulter, und Eva-Marie war
geboren. „Ein Mädchen!" Sandra und Fred brachen zusammen,
sie weinten. Die Hebamme schob Sandras Hemd hoch und legte
ihr Eva-Marie auf die Brust. Fred wusste nicht wohin mit seinen
Händen, er ergriff den Arzt, der aufgestanden war, drückte ihn
an sich und gab ihm einen Kuss auf die Wange, dann umarmte
er Sandra und streichelte ganz zart Eva-Marie.

Das tiefe Empfinden bei der Geburt bleibt unbeschreiblich

Belassen wir es dabei. Natürlich geht die Geschichte weiter. Natürlich wird Fred das Kind noch baden, natürlich wird Sandra
noch den Mutterkuchen gebären müssen. Natürlich ist alles ide-
alistisch dargestellt. Es war auch nur ein Versuch, eine Geburt in
ihrer Gewaltigkeit darzustellen. Das Erlebnis einer Geburt wird
nicht reproduzierbar, wird „unbeschreiblich" bleiben. Es wird
den Künsten vorbehalten bleiben, diesem tiefen Empfinden nahe
zu kommen, aber die Realität bleibt unerreicht.

Der „rote Faden" des Geburtsverlaufs

Um den Überblick über den Geburtsverlauf zu behalten, sollte
der Mann sich an den Untersuchungen und Aussagen der Hebamme orientieren. Es ist unvermeidlich, dass er einige Voka-
beln lernen muss, um die Aussagen der Hebamme verstehen zu
können. Aber keine Sorge, es sind nicht viele, da die Weite des
Muttermundes und die Höhe des kindlichen Kopfes im Becken
den Stand der Geburt schon ausreichend beschreiben.

**Der begleitende
Mann soll sich
an der Hebamme
orientieren**

In der Vorphase der Geburt ist der Gebärmutterhals, Zervix
genannt, unter Umständen noch teilweise erhalten. Ein typischer
Untersuchungsbefund zu dieser Zeit lautet: „Zervix 1 bis 2 cm,
weich, sakral, Muttermund für Finger einlegbar." Das bedeutet,
dass der Gebärmutterhals noch 1 bis 2 cm lang ist, er ist weich,
bietet also keinen harten Widerstand mehr, und er ist noch
zum Kreuzbein (sakral) gerichtet. Wenn die Zervix geburtsreif
ist, richtet sie sich nach vorne und ist leicht zu tasten, was als
zentriert beschrieben wird. Der Untersuchungbefund würde
dann heißen: „Zervix 1 cm, zentriert, weich, Muttermund gut
für Finger passierbar." Selbst bei regelmäßigen Wehen hat die
Geburt dann aber noch nicht begonnen.

Manchmal verläuft diese Phase unbemerkt

Der Geburtsbeginn ist definiert als Eröffnung des Gebärmutterhalses bei regelmäßiger Wehentätigkeit. Ein entsprechender
Befund würde lauten: „Zervix verstrichen, zentriert, Muttermund zwei bis drei cm, regelmäßige Kontraktionen, Abgang des
Schleimpfropfs und Zeichnungsblutung." Der erste Teil spricht
für sich. Regelmäßige Kontraktionen sind regelmäßige Wehen.
Eine Zeichnungsblutung ist eine leichte Blutung, die zu Geburtsbeginn typisch ist, also nicht krankhaft oder pathologisch ist.
Der nächste und meines Erachtens wichtigste Phasenwechsel

einer Geburt kommt jetzt, wenn die Geburt von der frühen Eröffnungsphase in die späte Eröffnungphase übergeht. Dann heißt es: „Der Muttermund ist jetzt sieben cm eröffnet, der Kopf drückt in der Wehe gut nach unten."

„Muttermund 7 cm" sollte für den Mann ein Signal sein, dass die wohl schwierigste Phase für die Frau beginnt. Ob diese Phase im Einzelfall erst bei 8 cm Muttermund beginnt oder bei 6 cm bereits begonnen hat, unterliegt dem individuellen Geburtsverlauf beziehungsweise dem persönlichen Erleben der Frau. Jedenfalls braucht die Frau jetzt besondere Zuwendung, man muss ihr von außen Signale geben, wie die Geburt voranschreitet, wie sie atmen soll usw. Das Ende dieser Phase ist absehbar, wenn der Muttermund fast völlig eröffnet ist. Nach der Untersuchung könnte es heißen: „Muttermund bis auf Saum vollständig" oder „Muttermund fast 10 cm". Dabei muss man wissen, dass die vollständige Eröffnung des Muttermundes mit 10 cm gleichgesetzt wird. Im Einzelfall können es natürlich auch 9,5 oder 11 cm sein.

In der schwiergsten Geburtsphase braucht die Frau viel Ermutigung

„Muttermund vollständig, Kopf in Beckenmitte", kündigt die Übergangsphase an, in der der Kopf noch auf den Beckenboden absinken muss, damit die Frau ihren Pressdrang nicht mehr unterdrücken muss. „Es ist noch zu früh zum Pressen, der Kopf kommt aber gut herunter", hört sich schrecklich an, soll aber den zügigen Verlauf der Phase beschreiben.

„Kopf auf Beckenboden" ist meist das Zeichen, dass die Frau nun mitpressen kann. Jetzt kann der Mann schon die Haare des Kindes sehen und erlebt direkt mit, wie sich der kindliche Kopf weiter und weiter nach draußen schiebt.

Noch einmal zusammengefasst

In der Vorphase:
Zervix 1 bis 2 cm, weich, sakral, Muttermund für Finger einlegbar. Zervix 1 cm, zentriert, weich, Muttermund gut für Finger passierbar.

In der frühen Eröffnungsphase:
Zervix verstrichen, zentriert, Muttermund 2 bis 3 cm, regelmäßige Kontraktionen, Abgang des Schleimpfropfs und Zeichnungsblutung. Muttermund 5 cm.

In der späten Eröffnungsphase:
Der Muttermund ist jetzt 7 cm, der Kopf drückt in der Wehe gut nach unten.

In der Übergangsphase:
Muttermund bis auf Saum vollständig, Muttermund fast 10 cm. Muttermund vollständig, Kopf in Beckenmitte. Kopf in Beckenmitte bis Beckenboden.

In der Pressphase:
Kopf auf Beckenboden.

Ungefähre Dauer der einzelnen Phasen

Die Angabe von Zeiten erscheint mir in der Regel nicht sehr sinnvoll zu sein, da der Geburtsverlauf individuell sehr unterschiedlich ist. Die folgende Zeittabelle soll daher nur der Orientierung dienen und Anhaltspunkte über den zeitlichen Verlauf der einzelnen Phasen geben.

Die Vorphase:	0 bis einige Stunden, selten 1 oder 2 Tage.
Die frühe Eröffnungsphase:	4 bis 6 Stunden.
Die späte Eröffnungsphase:	1 bis 2 Stunden.
Die Übergangsphase:	1 bis 2 Stunden.
Die Pressphase:	½ bis 1 Stunde.
Die Nachgeburtsphase:	½ bis 1 Stunde.

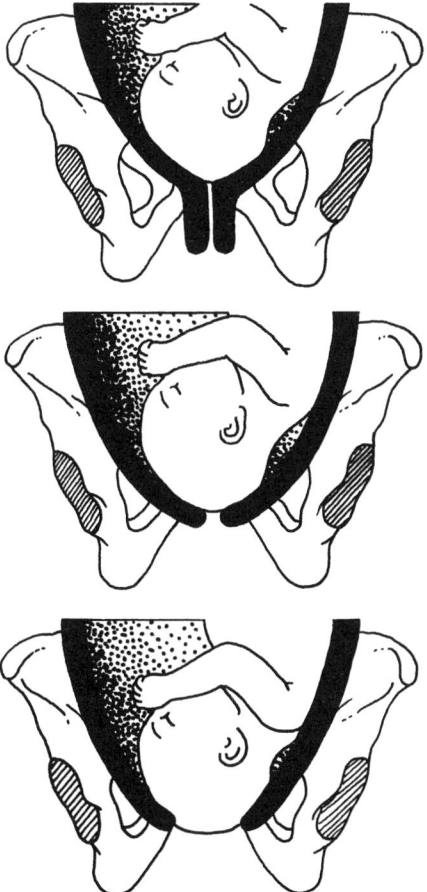

*Der Muttermund
öffnet sich
Während am Anfang
der Gebärmutterhals
noch zu erkennen ist,
öffnet sich der Mutter-
mund im Verlauf der
Geburt vollständig.
Der Muttermund
verschließt das Becken
jetzt nicht mehr.*

*Die Beckenebenen
Das Kind senkt sich
vom Beckeneingang
über die Beckenmitte
zum Beckenboden.
Dabei passiert es das
Schambein der Mutter.*

Im Zusammenhang mit unserem „roten Faden" des Geburtsverlaufs bedeutet der Befund „regelmäßige Wehen, Muttermund
zwei cm, weich, zentriert", dass die Frau am Anfang der Geburt
steht und dass sie noch gut acht bis zehn Stunden Geburtsarbeit
vor sich hat. Bei Muttermund 7 cm wissen wir, dass sicherlich
ein bis zwei Stunden härtester Anstrengungen bevorstehen.
Wenn die Frau mitpressen kann, ist das Ende der Geburt abzu-
sehen, sie dauert dann meistens noch etwa eine Stunde.

Der Mann als Geburtshelfer

Es hat viele Jahre gedauert, bis die Anwesenheit von Männern
bei der Geburt ihres Kindes so selbstverständlich wurde wie
heute. Mittlerweile könnte in vielen Kliniken der Kreißsaalbe-
trieb gar nicht mehr funktionieren, wenn es die Väter nicht gäbe.
Wenn es also heute in Kliniken als selbstverständlich gilt, dass
Männer bei der Geburt ihres Kindes dabei sind, ist dies nicht
nur bessere Einsicht. Denn bei der gegenwärtigen angespannten
Kostensituation ist es in den Krankenhäusern nicht möglich,
ständig Personal während der Geburt bereitzustellen.

Die Väter sind auch wichtig wegen der angespannten Personalsituation

Dem Mann wird hier auch eine Menge zugemutet. Er soll Vermittler von Problemen, Geburtshelfer, Psychologe und Stütze
sein.

Aber aus welchem Grund auch immer die Tore zum Kreißsaal
für Männer geöffnet wurden, es ist auf jeden Fall ein Gewinn für
das Geburtserlebnis von Frau, Mann und Kind.

Wir reden hier nicht über eine Olympiade, wo „Dabeisein alles
ist". Wir reden von persönlichen Bedürfnissen, von Chancen,
von dem, „was gut tut" und von Grenzen, eben auch von Grenzen der Männer.

Was drängt Männer in den Kreißsaal?

Wenn man mit Männern redet, die den Kreißsaal nicht betre-
ten durften, berichten sie von einem beklemmenden Gefühl der
Ohnmacht und Unterdrückung. Eine beängstigende Ungewissheit,
„was denn jetzt mit ihrer Frau passiert", erfasst sie. Es ist also
zum Teil Kontrolle der Situation, wenn der Mann die Geburt
miterleben möchte. Und dann ist da noch der Wunsch, helfen zu
wollen und eines der Wunder des Lebens gemeinsam zu erleben.

Einfach da sein

Mit „da sein" ist sowohl die physische wie auch die psychische
Anwesenheit gemeint. Was Anwesenheit bedeutet, kennt man
vom Sport. Der Trainer eines Spitzensportlers darf während
des Wettkampfs zwar keine Tipps geben, dennoch wird er
beim Wettkampf dabei sein, weil er um seinen Einfluss auf den
Sportler Bescheid weiß. Es hilft eben einfach, jemanden bei sich
zu wissen, dem man vertraut. Das gibt Zuversicht und Stärke –
auch in schwierigen Situationen.

Der Mann als Vermittler

Die Vermittlung zwischen Frau und Hebamme ist eine der wichtigsten Aufgaben des Mannes während der Geburt. Denn die
Frau ist häufig auf Grund der schweren Geburtsarbeit nicht in
der Lage, ihre Wünsche und Fragen zu artikulieren. Es fehlt ihr
auch oft die Energie, manche Wünsche durchzusetzen. Das kann
der Wunsch nach einem Glas Wasser, nach einem Bad, nach
einer Rückenspritze (PDA, Periduralanästhesie) sein oder auch

Der Mann kann die Wünsche seiner Frau vermitteln

der Wunsch, ohne eine solche PDA auszukommen. Für die Heb-
amme ist es oft schwer einzuschätzen, ob eine Frau spezieller
Hilfen bedarf oder nicht. So kann das Schreien während der Geburt eine Art der Wehenverarbeitung, aber auch Zeichen einer
völligen Überforderung sein.
Hier kann der Mann nun helfen, die Situation zu klären und zu
vermitteln. Genauso wird der Mann aber auch die Belange der
Hebamme vermitteln können. Das mag die Wichtigkeit eines
CTGs sein, die Notwendigkeit einer Untersuchung oder die
Unumgänglichkeit einer medizinischen Maßnahme.
Das bedeutet natürlich nicht, dass die Frau bei der Geburt ein
unselbstständiges Wesen wird, das ohne ihren Mann ungehört
und ohne eigenen Willen durch die Geburt gleitet. Aber der

Mann ist eine zusätzliche Stimme, ist ein Ausgleich für mögliche Lücken in der Kommunikation.

Fast jede Frau wendet sich zuerst an ihren Partner

Für die Frau stellen sich oft viele Fragen: Wie geht es dem Kind? Was macht der Muttermund? Geht die Geburt voran? Stört mein Schreien? Weshalb ist ein CTG veranlasst worden? Warum muss eine zusätzliche Untersuchung sein? Werden die Wehen so stark bleiben? Wird das Kind den Druck aushalten?

Hier kann der Mann immer wieder vermitteln und beruhigen, da er auch während der Wehe beobachten kann. So schließt er die Lücke, die bei der Frau während der Wehenarbeit entsteht. Das Schließen von Lücken heißt, der Frau den „roten Faden der Geburt" zurückzugeben. Dies gilt besonders für die späte Eröffnungsphase, in der die Frau die kurzen Wehenpausen kaum zur Orientierung nutzen kann. Da ist Unterstützung von außen unerlässlich: „Die Geburt geht gut voran. Du wirst es bald geschafft haben. Der Muttermund öffnet sich rasch. Dem Kind geht es gut. Die Hebamme hat gesagt, noch zwei, drei Wehen, bis der Muttermund ganz offen ist, dann wird es wieder leichter für dich."

In dieser Phase geht es meist um die Verstärkung der Anweisungen durch die Hebamme, denn jetzt wird die Hebamme die Frau und den Mann nicht allein lassen. Auch später, wenn die Geburt lange vorbei ist, wird die Frau von den nicht bewusst erlebten Phasen der Geburt wissen wollen. Das gilt besonders im Falle eines Kaiserschnitts in Vollnarkose. Der Mann wird ihr von der Geburt ihres Kindes berichten können. Das große schwarze Erinnerungsloch muss also nicht sein.

Leider nutzen nicht alle Kliniken diese Möglichkeit, der Mutter ein Geburtserlebnis trotz einer Vollnarkose zu verschaffen. Das Klinikpersonal hat für solche Beobachtungen und Beschrei-

Braucht die Frau eine Vollnarkose, kann der Mann die Erinnerungslücke schließen

bungen erfahrungsgemäß keine Zeit und ist natürlich persönlich längst nicht so engagiert wie der werdende Vater.

Der Mann als „Sekundant"

Während der Geburt leistet die Frau Schwerstarbeit. Da ist jedes Umsorgen willkommen. Für alle, die fürchten, im Kreißsaal keine richtige Aufgabe zu haben, hier eine kleine Aufzählung möglicher Hilfeleistungen:

- Die Lippen befeuchten
- Die Lippen einfetten
- Die Stirn kühlen
- Das Kreuzbein massieren
- Schmerzpunkte streicheln
- Festhalten
- Umarmen
- Motivieren
- Anspornen
- Beschwichtigen
- Bestärken
- Mitatmen
- Halt geben
- Liebkosen

Unterstützung bei der Geburtsarbeit

Die Ausstrahlung des Wehenschmerzes wird über Nervenbahnen in das Kreuzbein projiziert. Während der Schwangerschaft war das Kreuzbein ohnehin schon einer starken Belastung ausgesetzt, daher ist es nicht verwunderlich, dass das Kreuzbein während der Geburt einen wunden Punkt darstellt.

Massage

Die Massage des Kreuzbeins ist daher eine willkommene Erleichterung für die Frau. Diese Massage sollte sich aber nicht nur auf das Kreuzbein beschränken. Die Frau wird andere Stellen benennen, an denen eine Massage ebenfalls als angenehm und erleichternd empfunden wird.

Die Wirbelsäule ist als Trägerin des Rückenmarks ein wichtiges Organ, das die Nervensignale von den inneren Organen empfängt. So repräsentiert das Kreuzbein die weiblichen Sexualorgane, Gebärmutter und Eierstöcke. Im Bereich der Lendenwirbelsäule findet man auch noch Einflüsse auf die Sexualorgane. Während der Geburt sollte auch versucht werden, diesen Bereich zu massieren. Die Grenzen setzt hier wieder die Frau, die angibt, was ihr gut tut und was nicht. Im Bereich der Brustwirbelsäule sind Areale, die die Atmung beeinflussen, und die Massage dieser Regionen wirkt beruhigend bei allgemein angespannten Nerven. Der Mann sollte diese Regionen immer wieder bei der Massage des Kreuzbeins einbeziehen.

Unterstützung der Haltung

Stütze geben klingt einfach, ist aber eine körperlich anstrengende Arbeit, auch für sportliche Männer. Der Grundgedanke der Stütze ist eine Erweiterung des Bewegungsspektrums der Frau und sollte ihr die Möglichkeit geben, angenehme Haltungspositionen herauszufinden. Wir sind hier also wieder bei einem Grundgedanken, nämlich: herausfinden, was in der Situation gut tut. Also einfach ausprobieren, was gut tut, und Belastungen zu bewältigen lernen. Auch wenn es sich hierbei um unübliche Methoden handeln sollte: Solange sie wohltuend sind, sollten sie angewandt werden.

Wichtig ist auch die Stütze in der letzten Phase der Geburt, in der eine aufrechte Haltung häufig von großer Wichtigkeit ist.

Finden Sie heraus, was Ihrer Frau gut tut!

Wenn es im Kreißsaal keine Möglichkeit zur gewünschten Haltung gibt, kann der Mann sehr hilfreich sein. Er kann sich hinter die Frau setzen und sie nach ihrem Wunsch stützen. Ich möchte aber auch hier darauf hinweisen, dass es natürlich genauso möglich ist, dass eine Frau die aufrechte Haltung nicht als angenehm empfindet und die Wehen im Liegen besser verarbeiten kann.

Ideen entwickeln

Während der Geburtsarbeit ist manchmal eine Idee von außen eine gute Lösung für eine festgefahrene Situation. Das Klinikpersonal ist häufig durch die Gewöhnung an die tägliche Routine außerstande, neue Ideen zu entwickeln. Außerdem beschränkt natürlich auch die angespannte Personalsituation in fast allen Kliniken den kreativen Umgang mit neuen, unüblichen Methoden. Der Mann sollte die Chance, neue Ideen zu entwickeln, nutzen. Die Angst, die Hebamme zu verärgern, wenn er sie bittet, vielleicht doch noch einmal ein Bad einlaufen zu lassen, ist sicherlich unbegründet. Er wird meist eine offene und bereitwillige Haltung vorfinden, denn allen bei der Geburt Beteiligten geht es doch darum, die Geburt so weit wie möglich zu erleichtern, die Schmerzen zu verringern und die Geburt voranzutreiben.

Trauen Sie sich, gute Vorschläge einzubringen

Die Bereitwilligkeit zur offenen Kommunikation des medizinischen Personals wird wohl eher davon abhängen, in welcher Form Sie Ihre Bitten und Vorschläge vorbringen. Wie so häufig im Leben! Natürlich haben freundlich vorgebrachte Vorschläge mehr Erfolg als bloße Forderungen. Meiner Erfahrung nach muss sich ein Mann schon sehr im Ton vergreifen, bevor er sinnvolles Handeln beim Klinikpersonal zu blockieren vermag. Nur Mut, Sie sind besser, als Sie denken! Und wenn eine Idee mal nicht so gut ist, wird man darüber reden können.

Positionswechsel

Bei der Geburt ist häufig ein Positionswechsel von Nutzen, ein Wechsel zwischen:

- Liegen
- Stehen
- Sitzen
- Spazierengehen
- Baden
- In die Hocke gehen
- Vierfüßlerstand
- Beckenschaukel nach Zilgrei
- Beckentanz auf dem Gymnastikball
- Damm unterpolstern
- Blase entleeren

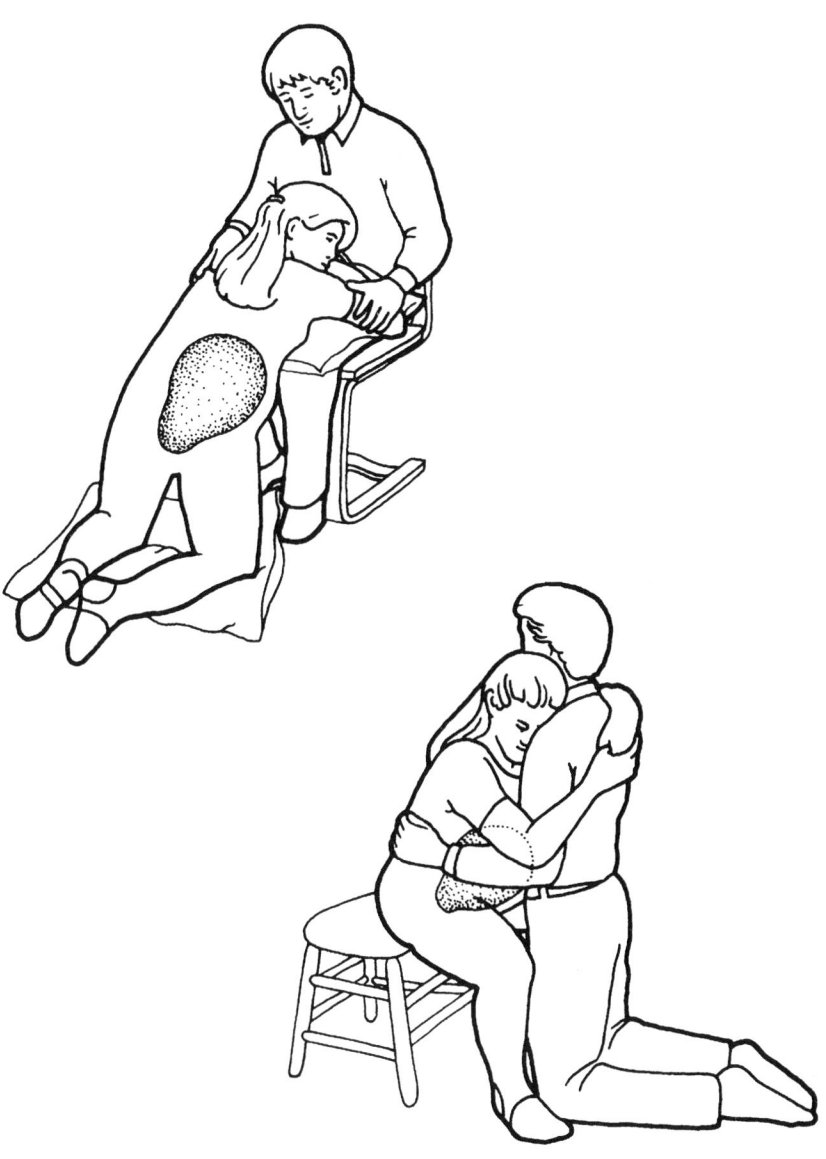

Verschiedene Haltungen
Der Mann kann die Frau bei verschiedenen Haltungen unter-
stützen.

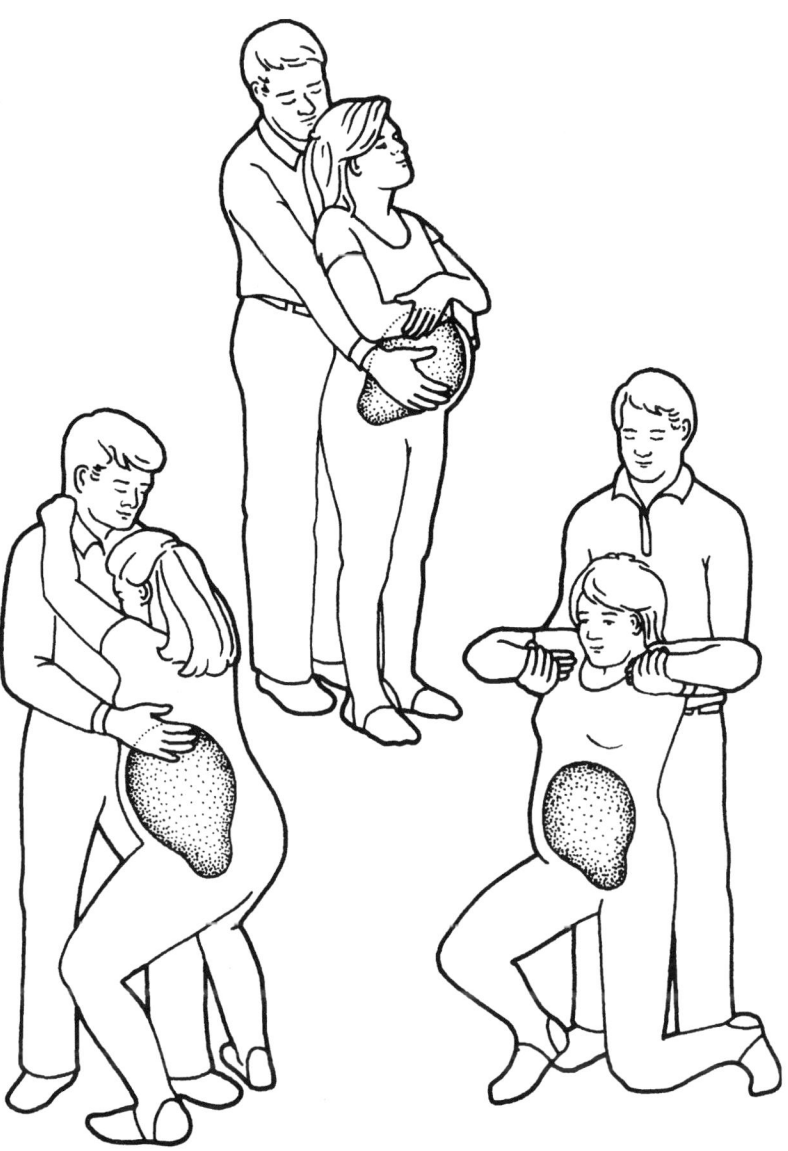

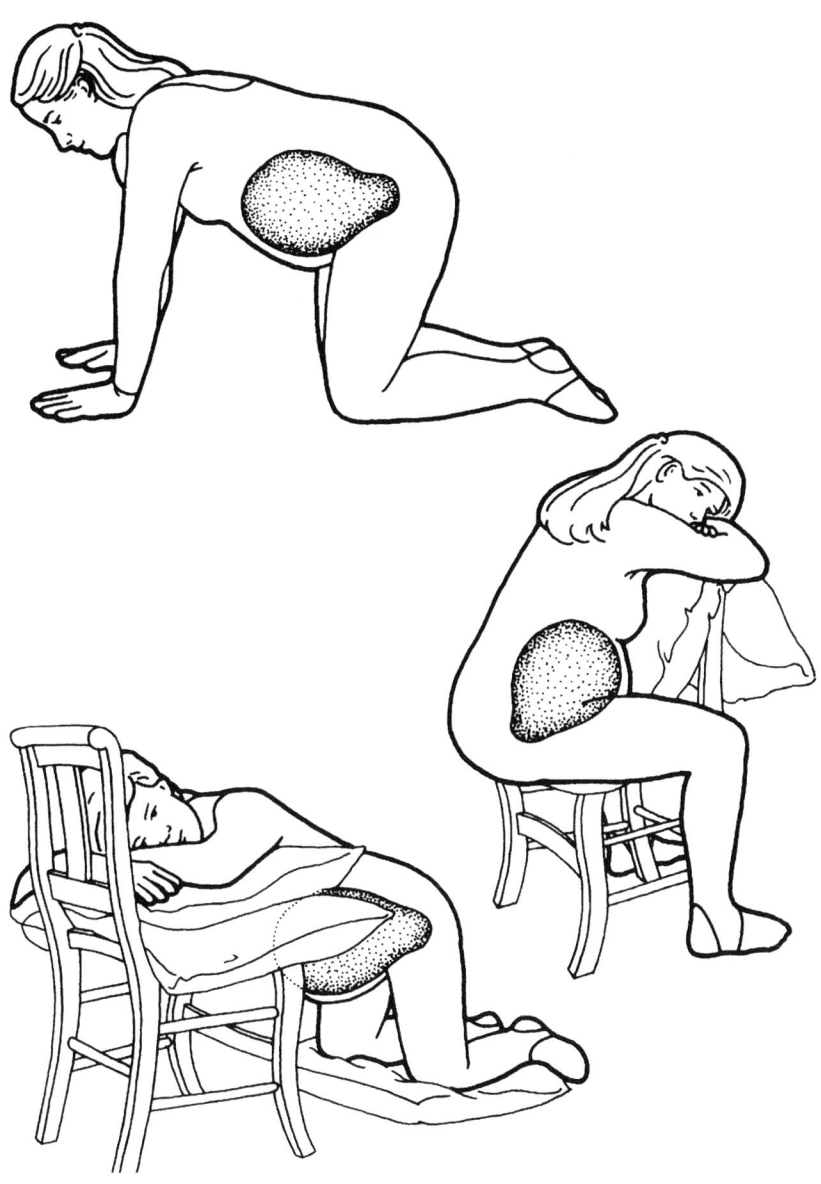

In diesen Positionen kann sich die Frau selbst Erleichterung verschaffen.

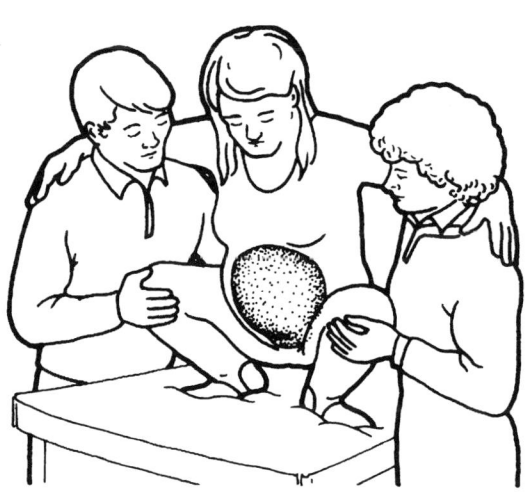

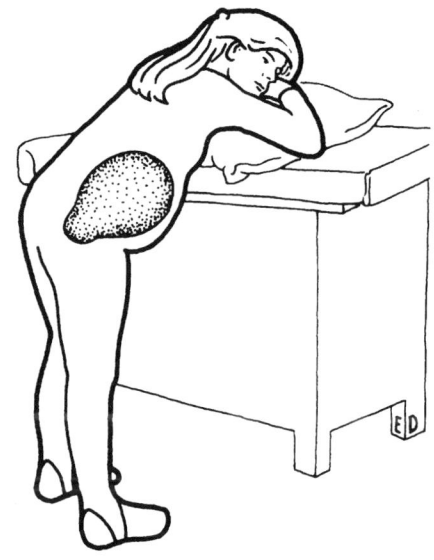

Denken wir über eine durchaus typische Situation nach: Bei der Geburt will der Muttermund bei einer Öffnung von 4 cm nicht mehr weiter aufgehen. Die Frau liegt auf dem Bett und veratmet die intensiv empfundenen Wehen. Hier sollte der Mann mit der Hebamme besprechen, ob er nicht ein wenig mit seiner Frau spazieren gehen sollte. Vielleicht ist der Frau aber ein Bad lieber. Man darf sich aber nicht wundern, wenn die Frau nach kurzer Zeit bemerkt, dass die neue Situation nicht mehr geeignet ist, ihre Wehen besser zu bewältigen. Dann sind Zuspruch und neue

Der Mann kann die Gebärende motivieren

Ideen erforderlich. Natürlich ist es schwer, eine Frau, gerade wenn die Geburt in einer schleppenden Phase ist, zu motivieren, irgend etwas zu verändern. In der Geburtsvorbereitung wird jedoch immer darauf hingewiesen, wie wichtig es ist, die Lage nach Bedarf zu ändern. Der Mann kann sich also auf die Kursleiterin berufen oder die Vorschläge, die vonseiten der Hebamme gemacht werden, unterstützen.

Wenn keine breiten Kreißsaalbetten vorhanden sind, kann die Frau sich auch auf eine Gymnastikmatte auf den Boden legen. Viele können durch Hin- und Herwälzen die Wehen besser veratmen.

Beckenschaukel nach Zilgrei – „Katzenbuckel" und Hohlkreuz

Die Beckenschaukel nach Zilgrei ist insbesondere für Phasen gegen Ende der Geburt, beziehungsweise wenn der Kopf nicht tiefer treten will, als Unterstützung gut geeignet. Die Zilgrei-Methode basiert darauf, dass das Becken beim Einatmen nach vorn und beim Ausatmen nach hinten geschoben wird. Einfacher ausgedrückt, geht die Frau beim Einatmen ins Hohlkreuz und macht beim Ausatmen einen Katzenbuckel. Auch wenn die Methode im Geburtsvorbereitungskurs nicht eingeübt wurde, sollte die Frau diese Übung ausprobieren, zumal sie diese Atemgymnastik in allen Stellungen durchführen kann und sie auch ohne vorherige Einübung äußerst einfach durchzuführen ist.

Auf dem Gymnastikball

Auf dem Gymnastikball ist die Bewegung des Beckens noch freier. Es kann sich nicht nur nach vorn und hinten, sondern auch zur Seite bewegen. Der Mann muss sich hinter die Frau stellen und sie so festhalten, dass sie sich auf dem Ball frei hin und her bewegen kann. Der Mann greift dabei am besten unter die Arme der Frau und verschränkt seine Unterarme unter ihrer Brust. Diese Haltung bewirkt eine gute Stabilität.

Den Damm unterpolstern

Gegen Ende der Geburt wird das Druckgefühl nach unten so intensiv, dass es der Frau unerträglich erscheint. Dabei hilft es manchmal, ein Kissen oder einen mit einem Handtuch umwickelten Schuh zu nehmen, auf den sich die Gebärende setzt. Diese Unterpolsterung des Damms ist bisweilen eine gute Hilfe, dem Druckgefühl etwas entgegenzuwirken.

Volle Blase – Wehenbremse

Eine alte Hebammenweisheit besagt: Volle Blase gleich Wehenbremse. Das ist eine Erfahrung, die alle, die Geburten begleiten, gemacht haben. Andererseits wird sie aber häufig vergessen. Darum an den Mann die Bitte, daran zu denken, vor allem bei einem so genannten Geburtsstillstand.

Blase entleeren nicht vergessen!

Die Utensilien

Eine Liste über nützliche Utensilien anzufertigen, um die Dinge
dann bei Geburtsbeginn zur Hand zu haben, ist kein Muss.
Aber es gibt vieles, was die Umgebung für die werdende Mutter
persönlicher werden lässt und dadurch unterstützend auf die
Geburt wirkt. Diese Liste ist ein Vorschlag und soll Ihre Phantasie anregen, was für Gegenstände für Ihre Partnerin von persön-
lichem Nutzen sein könnten:

- Bequeme, leichte Kleidung für den Mann (im Kreißsaal ist es
  sehr warm)
- Kerzen
- Duftstoffe (Öle, Blüten, Duftkerzen)
- Kuscheltier
- Talisman
- Zitronensaft (ist sehr erfrischend)
- Eiswürfel in einer Thermosflasche (Eis lutschen, Stirn kühlen)
- Lieblingsgetränk
- Kassettenrecorder mit Lieblingsmusik
- Essen für den Mann

Medizinische Maßnahmen bei der Geburt

Die Notwendigkeit von medizinischem Eingreifen in die Geburt
ist häufig Anlass für Fragen in den Geburtsvorbereitungskursen.
Die wichtigsten Themen sollen hier aufgegriffen und die Aspekte
des Für und Wider besprochen werden. Letztendlich müssen
aber die betroffenen Frauen selbst entscheiden, welche Maßnahmen sie vornehmen lassen wollen und welche nicht. Maßstab
für den Einsatz einer jeden Intervention sollte die medizinische
Notwendigkeit sein. Da jeder Eingriff in den Ablauf der Geburt
eine Störung des natürlichen Regelkreises bedeutet, der immer

weitere Folgen nach sich zieht, sollte vor jeder Maßnahme die Frage gestellt werden: Gibt es eine medizinische Begründung für das Eingreifen?

Die Braunüle

In einigen Kliniken wird aus Sicherheitsgründen grundsätzlich eine Braunüle in die Ader des Unterarms gelegt. Da eine überraschende Komplikation während der Geburt selten ist und ohnehin immer ein Arzt in der Nähe ist, sollte das Anlegen der Braunüle nur in besonderen Fällen erfolgen, wenn voraussichtlich mit Komplikationen zu rechnen ist oder wenn die Frau sich damit sicherer fühlt.

Schmerzmittel

Letztendlich gibt es nur ein Schmerzmittel, das der Frau gänzlich die Schmerzen nimmt. Es ist die PDA, die Periduralanästhesie, auch EDA, Epiduralanästhesie, oder einfach „die Rückenspritze" genannt. Alle anderen Medikamente mögen zwar schmerzlindernd sein, können die Schmerzen aber nicht völlig nehmen. Wenn also heute Schmerzfreiheit bei der Geburt möglich ist, weshalb dann noch das „barbarische", schmerzhafte Geschehen einer Geburt? Eine seltene Nebenwirkung der PDA ist ein starker Kopfschmerz, der im Einzelfall zur Bettlägerigkeit bis zu einer Woche führen kann. Ein wichtigeres Argument gegen die Rückenspritze ist aber die Tatsache, dass nach der PDA häufig die Wehen schwächer werden oder gar aufhören. Dann wird es meist erforderlich, wehenfördernde Mittel zu geben, die bisweilen schwer zu dosieren sind. So kann es zur verstärkten Wehenreaktion auf die Medikamente kommen, die wieder Gegenmittel erforderlich machen.

Jedes Medikament stört den „Regelkreis"

Eine weitere Tatsache ist, dass nach PDA häufiger Saugglocken-oder Zangengeburten erfolgen. Man kann die PDA allerdings auch sehr differenziert einsetzen. Wenn die Hebamme merkt, dass die Frau sich nach der Gabe einer PDA von ihrer Anstrengung erholt hat, braucht sie ja kein weiteres Betäubungsmittel nachzuspritzen, und die Frau kann die Geburtsarbeit wieder übernehmen. Ich selbst habe sogar Frauen nach Ausklingen der PDA gebeten, wieder aufzustehen und zur Beschleunigung der Übergangsphase herumzulaufen. Hier muss man allerdings sehr aufmerksam sein und die Frau gegebenenfalls stützen, da die Kontrolle über die Beine nach einer PDA lange Zeit eingeschränkt, teilweise sogar unmöglich ist.

Bei der PDA hat die Frau keine Kontrolle mehr über die Beine

Wenn es in der späten Eröffnungsphase zu einer Verkrampfung des Muttermundes kommt, kann die PDA, kurzzeitig eingesetzt, segensreich sein. Manchmal löst die PDA die Verkrampfung, und es kommt zur raschen Eröffnung des Muttermundes. Im Falle eines Geburtsstillstandes, wenn der Muttermund nicht weiter aufgeht, sind alle Schmerzmittel unter einem neuen Aspekt zu sehen. Denn hier heiligt dann das Ziel die Mittel.

Krampflösende Mittel

Krampflösende Mittel wie Buscopan oder Monzal sind bei einem Geburtsstillstand hilfreich.

Betäubungsmittel

Betäubungsmittel wie Dolantin oder Fortral sollten allerdings wirklich nur im äußersten Notfall verwendet werden, da sie manchmal die Sinne betäuben und die Frau den Überblick verliert, ohne einen Profit von diesen Mitteln zu haben.

Akupunktur

Die Akupunktur hält in der letzten Zeit immer mehr Einzug in die Kreißsäle. Dabei ist zu beachten, dass die Akupunktur eine Methode ist, körperlich-geistige Zustände aus Disharmonie und Ungleichgewicht wieder in eine Balance zu bringen. Die Akupunktur kann also den natürlichen Wehenschmerz nicht nehmen, aber differenziert angewendet kann sie eine zu heftige Wehentätigkeit harmonisieren oder eine Verkrampfung des Muttermundes lösen. Das gilt auch für die Homöopathie. Leider ist es für einen Außenstehenden schwer zu durchschauen, ob eine Klinik mit diesen Methoden engagiert und kompetent arbeitet oder ob das Angebot dieser Maßnahmen nur eine Werbemaßnahme darstellt.

Die Blasensprengung

Es gibt Geburtshelfer, die grundsätzlich bei einer bestimmten Muttermundweite die Fruchtblase sprengen, wenn dies bis dahin nicht selbstständig geschah. Die Argumente dafür sind unterschiedlich. Einmal wird die sichere CTG-Überwachung des Kindes angeführt, weil die Elektrode dann direkt am Kopf angebracht werden kann. Zum anderen weiß man über die geburtsbeschleunigende Wirkung der Blasensprengung. Wenn die äußere CTG-Ableitung eine normale medizinische Auswertung zulässt, ist die direkte Ableitung über die Kopfhaut des Kindes nicht notwendig, da es im Einzelfall zu erheblichen Verletzungen mit Entzündung der Kopfhaut kommen kann. Die künstliche Eröffnung der Fruchtblase führt zu einer plötzlichen Erhöhung des Drucks auf den Beckenboden, der in seiner Schnelligkeit zu starken Schmerzen führt. Der Wehendruck, der durch die geschlossene Fruchtblase auf eine relativ große Fläche übertragen wird, ist nach der Blasensprengung auf den Kopf reduziert, der stärker auf den Beckenboden einwirkt.

Die Blasensprengung hat geburtsbeschleunigende Wirkung

Nicht selten verlangen Frauen nach der frühen Blasensprengung nach einer PDA, weil der plötzlich stark zunehmende Schmerz als unerträglich empfunden wird. Dann entsteht das Problem der durch PDA ausgelösten Wehenschwäche, die wiederum Medikamente erforderlich macht. Und wir befinden uns in einem Teufelskreis, der ständig durch das medizinisch unbegründete Eingreifen eingeleitet wird. Gegen einen medizinisch begründeten Einsatz der Blasensprengung ist nichts einzuwenden, wenn zum Beispiel das CTG von außen nicht auswertbar ist oder wenn ein echter Geburtsstillstand eingetreten ist.

Der Wehentropf

Ob ein Wehentropf eingesetzt wird, hängt meist von der Geduld des medizinischen Personals ab. Auch hier hat sich Zurückhaltung als sinnvoll erwiesen. Nach neueren wissenschaftlichen Untersuchungen scheint es einen Zusammenhang zwischen der Anwendung von wehenunterstützenden Mitteln während der Geburt und Erkrankungen von Neugeborenen zu geben. **Zurückhaltung mit wehenfördernden Mitteln ist angebracht** Allerdings sollte auch dieser Einwand nicht dazu führen, einen Wehentropf pauschal abzulehnen, da natürlich letztendlich wehenfördernde Mittel eher bei schwierig verlaufenden Geburten verabreicht werden, die ohnehin zu mehr Komplikationen neigen. Manche Kliniken engen ihren Spielraum für medizinische Interventionen ein, indem sie für die einzelnen Geburtsphasen feste Zeitvorgaben geben, die bei Überschreitung gewisse medikamentöse Interventionen vorschreiben. Unabhängig davon, in welcher Phase sich die Geburt gerade befindet, sollte nicht eine willkürliche Zeitfestlegung medizinisches Eingreifen erzwingen, sondern der Gesundheitszustand des Kindes, der durch die CTG-Überwachung oder durch zusätzliche Blutgasanalysen gut beurteilt werden kann. Ich möchte mich damit nicht gegen medizinisch sinnvolles Handeln stellen, sondern gegen gedankenlose pauschalierte Routine. Jeder künstliche Eingriff in die Geburt birgt die Gefahr, die natürlichen, meist funktionierenden Regelkreise einer Geburt zu unterbrechen.

Der Dammschnitt

Viele Frauen haben Angst, dass der Dammschnitt schmerzhaft sein könnte.

Das ist unberechtigt. Der Druck auf den Damm am Ende der Geburt ist so intensiv, dass der Dammschnitt eher als eine Erleichterung empfunden wird. Das Problem des Dammschnitts liegt mehr in den möglichen Komplikationen nach der Geburt. Hier kann es zu erheblichen Schmerzen im Nahtbereich kommen.

Der Dammschnitt bringt meist Erleichterung, die Nähte können schmerzen

Da das Leben nach der Geburt ohnehin viele Anstrengungen mit sich bringt, sollten alle unnötigen zusätzlichen Probleme minimiert werden. Mir scheint es vernünftig zu sein, nur dann einen Dammschnitt anzulegen, wenn die Hebamme sieht, dass der Damm reißt; dabei ist der mittlere Schnitt dem seitlichen vorzuziehen, da er erfahrungsgemäß weniger Beschwerden macht.

Der Kaiserschnitt

Der Kaiserschnitt ist oftmals mehr als die so genannte Spontangeburt mit Angst vor Ungewissheit besetzt. Deshalb soll er zuerst in seinem zeitlichen Ablauf beschrieben werden.

Was geschieht beim Kaiserschnitt?

Nachdem die Betäubung, meist eine Rückenspritze, erfolgt ist, wird der Bauch mit Desinfektionsmitteln gereinigt. Dazu werden in Lösung getauchte Tupfer über den Bauch gerieben. Der Körper wird nun so mit sterilen Tüchern (häufig in blauer oder grüner Farbe) abgedeckt, dass nur der Unterbauch frei bleibt. Dabei werden die Decken zum Kopf der Frau hin so hochgehängt, dass keine Bakterien aus ihrem Atembereich in das Operationsfeld gelangen können. Das hat den angenehmen Nebeneffekt, dass die Frau das Operationsfeld nicht sehen muss. Der Mann wird meist gebeten, am Kopf der Frau Platz zu nehmen, sodass auch er das Operationsfeld nicht einsehen muss.

Es sind mit diesen Vorbereitungen etwa 30 Minuten vergangen, ohne dass die eigentliche Operation begonnen hätte.
Zunächst wird vorsichtig geprüft, ob der Bauch auch wirklich betäubt ist. Vorher wird der Eingriff nicht begonnen. Bei der meist angewandten Methode der Teilnarkose besteht jederzeit die Möglichkeit, eine Vollnarkose einzuleiten, wenn die Frau wider Erwarten Schmerzen verspürt.

Bis das Kind beim Kaiserschnitt da ist, dauert es ca. 10 Minuten

Nun zum eigentlichen Eingriff: Der Bauchraum wird in einzelnen Schritten eröffnet, zuerst die Haut, dann die Muskelschicht und zuletzt das Bauchfell. Damit der Darm nicht die Gebärmutter überdeckt, wird er mit Tüchern oberhalb der Gebärmutter zurückgehalten. Jetzt ist die Gebärmutter gut zu sehen und wird vorsichtig eröffnet, um das Kind nicht zu verletzen. Das Kind wird, von einem Handgriff unterstützt, vorsichtig herausgehoben. Dann wird es abgenabelt und der Hebamme übergeben, die es der Mutter zeigt und dann schnell wickelt. Das Kind könnte sonst unterkühlt werden. Vom Beginn der Operation bis zur Geburt des Kindes vergehen meist weniger als zehn Minuten.

Nachdem das Kind gewickelt ist, wird es der Mutter an die Seite gelegt, oder der Vater hält es im Arm. Der Operateur entfernt derweil den Mutterkuchen und verschließt schichtweise den Bauchraum. Dieser letzte Teil des Eingriffs braucht mit etwa 30 Minuten relativ viel Zeit. Danach werden die Frau und das Kind noch einige Stunden zur Beobachtung im Kreißsaal bleiben.

Die nichttechnische Seite beim Kaiserschnitt

Soweit zum technischen Ablauf. Auch wenn ein Kaiserschnitt bisweilen mit Versagensängsten besetzt ist, nimmt er den meisten Frauen nicht das Geburtserleben. Durch die Teilnarkose kann die Mutter die Geburt des Kindes mitvollziehen. Der Operateur oder die Hebamme werden während der Operation mit ihr reden, ihr sagen: „Bald ist es so weit." Die Frau ist nicht ausgeschlossen bei dem Eingriff, sie nimmt an der Kommunikation teil.

Wenn sich eine Frau dennoch nach einem Kaiserschnitt nichts Sehnlicheres als eine natürliche Geburt wünscht, sei gesagt, dass das Wiederholungsrisiko für Kaiserschnitte meist gering ist. Das soll nicht das Verständnis nehmen für Frauen, die traurig sind, weil die Geburt nicht in ihrem Sinne verlaufen ist. Diese Traurigkeit muss akzeptiert werden, denn sie entspringt einem elementaren Bedürfnis. Nicht für jedes Problem findet sich eine Lösung. Oftmals ist Traurigkeit auch angebracht. Die Geburt durch Kaiserschnitt ist allerdings nur selten ein anhaltendes Problem für die betroffenen Frauen, zu sehr bestimmt das Leben mit dem Kind die Psyche.

Zur Ermutigung des Mannes sei gesagt, dass außer gelegentlichen Kreislaufschwächen durch die Anspannung wenig Probleme bekannt sind. Zudem ist der Mann während des Eingriffs Vermittler für all das, was die Frau wissen möchte. Dies gilt insbesondere, wenn eine Vollnarkose notwendig wird. Hier kann der Mann der Frau später den Ablauf der Geburt erzählen und die Lücke zwischen Einschlafen und Aufwachen schließen.

„Einmal Kaiserschnitt" bedeutet nicht: immer Kaiserschnitt!

Deshalb ist es auch völlig unverständlich, weshalb manche Ärzte Männer bei Kaiserschnitten mit Vollnarkose ausschließen.

Wahl der Geburtsform

Jede Geburt sollte individuell nach dem jeweiligen Sicherheitsbedürfnis von Frau und Mann gestaltet werden. Maßstab ist dabei das Vertrauen sich selbst und seinem Körperempfinden gegenüber. Die meisten Frauen wünschen sich eine natürliche Geburt mit der Möglichkeit des raschen Eingreifens bei Komplikationen. Ob eine Klinikgeburt, eine ambulante Geburt in der Klinik oder im Geburtshaus oder eine Hausgeburt gewählt wird, die Medizin sollte ihre Dienstleistung verantwortungsvoll anbieten, aber nicht versuchen, in die Selbstbestimmung der Frau einzugreifen. Durch juristische, gesellschaftliche und organisatorische Maßnahmen muss immer wieder das Recht auf selbstbestimmte Medizin eingefordert werden. Eine klare Vorstellung von der Geburt, die mit der Hebamme oder dem Arzt besprochen wurde, hilft den Medizinern, ihre Unterstützung individuell aufzubauen. In Vorgesprächen ist ein reger Austausch über die Vorstellung des Geburtsverlaufs mit Gegenvorschlägen möglich.

Eine klare Vorstellung von der Geburt ist hilfreich

Die Wassergeburt

In manchen Kliniken können Frauen ihr Kind im Wasser gebären. Dabei wird das Kind in das Wasser hinein geboren und gleich anschließend sofort aus dem Wasser gehoben, sodass der erste Atemzug sicher vollzogen werden kann. In geübter Hand stellt diese Geburtsform kein besonderes Risiko dar. Wassergeburten ergeben sich aus der Geburtssituation. Eine Frau, die sich gut im Wasser entspannen kann, wird dann auch während der Geburt im Wasser liegen bleiben wollen. Ob das Kind von der Geburt ins Wasser Vorteile hat, lässt sich nicht sicher feststellen. Die Geburt in das Wasser ist lediglich eine Verzögerung des jähen Übergangs vom warmen Uterus in die raue Wirklichkeit.

Die Hausgeburt

Dazu gibt es widersprüchliche Stellungnahmen. Dabei sind die Dinge eigentlich ganz einfach. Eine Frau, die durch den Rahmen eines Klinikapparates verunsichert wird, die sich vor den Unwägbarkeiten einer solchen Institution mit ihren vielfältigen Einflüssen ängstigt, sollte diesen Rahmen meiden und eine Geburt mit einer erfahrenen Hebamme zu Hause oder in einem Geburtshaus vorziehen. Sollte die Geburt einen krankhaften Verlauf nehmen, wird die Hebamme dafür sorgen, die technischen Möglichkeiten einer Klinik zu nutzen. Das Sicherheitsbedürfnis der Frau und ihres Partners sollte Grundlage der Entscheidung für die Wahl des Geburtsortes sein. Wenn es einer Frau wichtig ist, dass eine Kinderklinik vor Ort ist, sollte sie eine Klinikgeburt wählen, und wenn sich eine Frau durch die Klinik erdrückt fühlt, sollte sie eine Hausgeburt oder ambulante Geburt anstreben.

Die Wahl des Geburtsortes hängt vom Sicherheitsbedürfnis ab

Das späte Abnabeln

Sinn der späten Abnabelung ist, dem Kind den Übergang in die Selbstständigkeit durch das noch fließende mütterliche Blut zu erleichtern. Die Gefahr, dass kindliches Blut zur Mutter zurückfließt, ist leicht durch Tasten des Nabelschnurpulses zu verhindern. Wenn die Nabelschnur nicht mehr pulsiert, muss die Abnabelung erfolgen. Bei Frauen mit Rhesusfaktor negativ ist die sofortige Abnabelung zwingend.

Nabelschnurblutkonservierung – Investition in die Zukunft?

Ob Herzinfarkt, Diabetes, Multiple Sklerose, Blutkrebs usw. – die Liste denkbarer Anwendungen von Stammzellen wird immer größer. Eine Konsensus-Konferenz 2008 bestätigte, dass 75 Erkrankungen mit Stammzellen behandelt werden. Sollen Sie nun das Nabelschnurblut Ihres Kindes einfrieren lassen?

Keine eindeutige Antwort, aber ein paar Gedanken dazu:

• Bei den Behandlungen werden zurzeit extrem selten Stammzellen aus dem Nabelschnurblut verwandt, sondern aus dem Knochenmark.

• Die Anwendungen befinden sich meist in Erprobung. Ob eine Heilung oder befriedigende Therapie erreicht wird, ist meist unklar.

• Ob eine langfristige Einlagerung unbedenklich ist, steht auch noch nicht fest.

• Die Wahrscheinlichkeit, dass ein Kind die eignen Stammzellen aus der Nabelschnur tatsächlich einmal braucht, ist sehr gering. Bei einigen Erkrankungen kann man gerade die eigenen Stammzellen nicht verwenden, da sie die krankhaften Gene tragen.

Tipp, wenn Sie das Blut einfrieren lassen wollen:

• Heute werden schon Einlagerungen von Nabelschurblut für weniger als 10 € monatlich angeboten. Achten Sie darauf, dass eine kurzfristige Kündigung des Vertrags möglich ist.

• Bedenken Sie die Möglichkeit, das Nabelschnurblut einer öffentlichen Stammzellbank zu spenden. Hiervon können leukämiekranke Kinder profitieren, wenn kein geeigneter Knochenmarkspender gefunden wird.

• Das Blut bei sogenannten halboffenen Stammzell-
  banken einlagern. Wenn Stammzellen des Kindes einem
  anderen Kind helfen können, werden die Eltern gefragt,
  ob sie die Stammzellen zur Verfügung stellen – oder die
  Zellen weiter für das eigene Kind einlagert lassen.

Die sanfte Geburt

Nein, es gibt sie nicht, die so genannte sanfte Geburt. Wir
wissen inzwischen sogar, dass der Geburtsstress eine notwendige
Voraussetzung für die Anpassung des Kindes an das neue Leben
ist. So haben Kinder, die durch Kaiserschnitt geboren sind, ohne
dass Wehen abgewartet wurden, größere Atemanpassungs-
störungen als Neugeborene, die unter Weheneinfluss standen.
Man wird die Geburt eines Kindes nicht sanft gestalten können,
aber man kann dem Kind unnötige Strapazen und Härten erspa-
ren. Dabei sind die Mittel einfach:

Es gibt keine sanfte Geburt, aber man kann die Strapazen vermindern

• Licht abblenden, sobald das Kind geboren ist
• Ruhe im Kreißsaal
• Das Kind nicht an den Beinen hochziehen
• Kein Schreien des Kindes erzwingen
• Den kindlichen Rachen nicht absaugen
• Spät abnabeln
• Die Käseschmiere zunächst belassen
• Das Kind nicht reinigen, sondern liebevoll baden
• Das Blut kann vorerst ruhig im Haar verbleiben.

Technik im Kreißsaal

Den Kliniken wird heute oft vorgeworfen, dass die Geburtshilfe durch Technisierung unmenschlich geworden ist. Aber was gibt es denn an Technik im Kreißsaal:

- CTG (Cardiotokographie)
- Blutgasanalysegerät
- Infusiomat
- Blutdruckgerät

Das CTG (Cardiotokogramm) ist der allgemein bekannte Herzton- und Wehenschreiber, der uns über die Sauerstoffversorgung des Kindes informiert.

Das Blutgasanalysegerät dient der Feststellung des kindlichen pH-Wertes im Blut. Dabei wird dem Kind während der Geburt ein Tropfen Blut über die Kopfhaut entnommen. Eine solche Untersuchung wird zum Beispiel bei einem unklaren CTG-Befund durchgeführt. Das CTG zeigt manchmal unklare krankhafte Befunde an, sodass durch eine Blutgasanalyse Sicherheit hinsichtlich der Diagnose gewonnen werden kann und somit ein medizinisches Eingreifen in die Geburt vermieden beziehungsweise verschoben werden kann.

Ein weiteres notwendiges Gerät ist der Infusiomat, mit dem die Geschwindigkeit einer Infusion geregelt wird. Wehenschwäche oder zu starke Wehentätigkeit erfordern gelegentlich ein medikamentöses Gegensteuern mit wehenfördernden oder wehenhemmenden Mitteln. Die Blutdrucküberwachung der Frau ist notwendig, da der Blutdruck während der Geburt plötzlich steigen kann, was eine sofortige Behandlung erfordern würde. Es sind also, abgesehen von den alltäglichen Dingen unseres Lebens, nur wenige technische Geräte im Kreißsaal zu finden.

Ich denke, es ist mehr die Kreißsaalgestaltung, die den Eindruck von Sterilität, Kälte oder Unmenschlichkeit vermittelt. Infusiomat, Blutdruckgerät und Blutgasanalysator könnten leicht in einem Schrank verschwinden und erst dann hervorgeholt werden, wenn man sie wirklich braucht. Das CTG wirkt eher beruhigend, denn es zeigt nicht nur der Hebamme, sondern auch der Frau und dem Mann, dass es dem Kind gut geht. Weshalb aber sind noch so viele Kreißsäle gekachelt und lieblos mit Neonlicht erhellt? Weshalb diese Operationssaalatmosphäre?

Es ist jahrzehntelang bei öffentlichen Gebäuden nur an die Funktionalität gedacht worden. Es wurde an die Putzeigenschaften, an Rationalisierung gedacht, aber nicht daran, Kreißsäle für Schwangere zu bauen, so wie man keine Krankenhäuser für Kranke und keine Schulen für Schüler baute. Inzwischen hat sich hier aber einiges getan. Viele Kliniken haben investiert und schöne, behagliche Räume für die Geburten geschaffen, richtige „Geburtslandschaften", wo sich jedes Paar die ihm angenehme Atmosphäre zur Geburt aussuchen kann. Viele Kliniken bieten vorab Besichtigungen der Räumlichkeiten an. Vergleichen Sie, und suchen Sie sich das für Sie angenehmste Ambiente aus.

Schauen Sie sich „Ihren" Kreißsaal vor der Geburt an

Entbinden oder Gebären?

In diesen Worten verstecken sich die beiden verschiedenen Standpunkte, von denen aus man die Geburt betrachten kann und die ausschlaggebend dafür sind, wie die Geburt medizinisch begleitet wird. Wird die Frau von ihrem Kind entbunden oder soll sie ihr Kind gebären? Bei Diskussionen mit Geburtsvorbereitungskursleiterinnen und -leitern wird stets über die mangelnde Kooperationsbereitschaft des Personals in Kliniken geklagt, besonders wenn die Geburtsvorbereiter versuchen, mehr Zurückhaltung bei medizinischen Eingriffen zu fordern.

Oft sind es organisatorische Gründe, die medizinisches Personal dazu bringen, eine Geburt zum Beispiel mit wehenfördernden Medikamenten zu beschleunigen. Organisatorisch ist es günstig, wenn zum morgendlichen Dienstbeginn der Kreißsaal leer ist. Dann ist Zeit für notwendige Untersuchungen, die die parallele Stationsarbeit mit sich bringt, für anstehende Operationen, für Untersuchungen von Neuaufnahmen usw. Aber auch die persönliche Erfahrung und Geduld des medizinischen Personals spielen eine Rolle. So können viele Hebammen und Geburtshelfer das Schreien einer Frau bei der Geburt nicht als Wehenverarbeitung verstehen. Sie verstehen es als Ausdruck größten Leidens und als Hilferuf und drängen deshalb der Frau eine Periduralanästhesie geradezu auf. Durch Gerichtsentscheidungen sind auch die Freiräume für sinnvolle medizinische Handlung eingeengt worden. So wurden wegen einzelner Gerichtsurteile Fingerspitzengefühl und Erfahrung einer Hebamme durch überflüssige technisierte Routineuntersuchungen ersetzt, nur weil dadurch bei eventuellen Prozessen eine nachvollziehbare Dokumentation vorzuweisen war. Dies soll kein Plädoyer gegen Klinikgeburten sein, es soll aber einen Eindruck vermitteln, wie schwierig es sein kann und auf welche Hindernisse man stößt, wenn man versucht, in der Klinik eine Geburt nach dem individuellen Bedürfnis der Frau auszurichten.

Organisatorische Gründe und Gerichtsentscheidungen engen oft das Fachpersonal in der Klinik ein

Mir scheint es sinnvoll zu sein, in Gesprächen mit dem medizinischen Personal in den Kliniken über die eigenen Vorstellungen des Geburtsablaufs zu sprechen. Erfahrungsgemäß geht das Klinikpersonal bei der rechtzeitigen persönlichen Vermittlung der Wünsche verständnisvoller mit den individuellen Vorstellungen um. Die Geburtskliniken können natürlich auch in einem gemeinsamen Gespräch mit den Betroffenen ein individuelles Geburtskonzept erstellen, das sie, je nach juristischer Einstellung, von der Frau unterschreiben lassen können.
Damit kein falscher Eindruck entsteht: Die Geburt ist ein so gewaltiges natürliches Erlebnis, dass selten medizinisch intensiv eingegriffen werden muss.

Die Zeit danach – das Kind ist da!

Jetzt beginnt das, worauf Sie sich so lange gefreut haben: das Leben mit Ihrem Kind. Der erste Gesundheitscheck erfolgt schon im Kreißsaal. In der Klinik erhalten Sie fachkundige Hilfe bei der Pflege des Säuglings und vor allem beim Stillen. Zu Hause sind Sie dann allein mit dem Neugeborenen und müssen sich an das neue Leben gewöhnen. Vergessen Sie über allen Anstrengungen die Freude nicht!

Die erste Zeit danach

Schon im Kreißsaal erfolgt eine erste Untersuchung durch die Hebamme oder den Arzt, die U 1 (Untersuchung 1). Drei, fünf und zehn Minuten nach der Geburt wird das Kind nach einem Punkteschema beurteilt. Der so genannte Apgar-Test beinhaltet eine Beurteilung der Hautfarbe, Atmung, Muskelspannung, Reflexe auf Berührung und Puls des Neugeborenen. Das Ergebnis wird in den Mutterpaß eingetragen. Die Höchstzahl, die ein Kind erreichen kann, ist 10. Die einzelnen Kriterien sind in der folgenden Tabelle dargestellt. Kinder mit Werten unter 7 müssen vom Kinderarzt behandelt werden.

Untersuchung des Kindes: Der Apgar-Test

Beispiele, die dann auch im Mutterpass zu finden sind, können so aussehen:

Apgar 10–10–10	Besser geht es nicht.
Apgar 7– 8–10	Eine typische ansteigende Entwicklung.
Apgar 7– 8– 8	Überwachungswürdiger Befund.
Apgar 9– 8– 6	Intensive Überwachung erforderlich.

Werte unter 6 sind sicher behandlungsbedüftig. Durchschnittlich findet man Werte wie:

Apgar 9–10–10 oder
Apgar 8–9–10

Vitamin K wird den Kindern heute in Tropfenform verabreicht. Es dient der kindlichen Blutungsprophylaxe. Die Augenprophylaxe wird heute meist nicht mehr durchgeführt, sie ist nur bei einem Gonorrhöe-Risiko sinnvoll. Durch eine Blut- und Stuhluntersuchung (TSH und Guthrie-Test) wird das Kind auf mögliche Stoffwechselerkrankungen untersucht. Es handelt sich um eine Schilddrüsenunterfunktion und die Phenylketonurie, die durch eine besondere Diät behandelbar ist.

Der Tag danach

Kommen wir zum erfreulichen Teil: dem Kind, Ihrem Kind. Kaum ist es da, hat es schon so viel eigene Persönlichkeit! Ich war nach der Geburt meiner beiden Kinder überrascht von der so früh ausgeprägten individuellen Reaktion auf Geräusche, Musik, Stimmen, Helligkeit, Geschmack, Geruch, Berührung, Zuwendung, Zärtlichkeit und unsere eigene Stimmung. Ich hatte alles erwartet, aber Persönlichkeitsstrukturen in dieser Intensität waren auch für mich überraschend. Ich habe allerdings nicht nur positive Erfahrungen gesammelt. Sehr bald zeigten sich auch Starrköpfigkeit und Penetranz in einer sehr individuellen Form als bereits gefestigte Persönlichkeitsanteile. „Von wem sie das wohl haben?", fragt man sich unweigerlich. Sie lächeln, schmollen, grinsen, ziehen Grimassen, schreien und weinen. Man spürt ihre Freuden, ihre Launen, ihren Hunger, ihre Schmerzen.

Schon am ersten Tag ist Ihr Kind ein Individuum!

Beim alltäglichen Tun mit dem Kind erfahren Männer die Vielfältigkeit der kindlichen Reaktion. In den Alltag einbezogen zu sein bedeutet auch eine Vertiefung der Beziehung. Selbst indirekte Arbeiten wie Einkaufen erfordern ein Eindenken in die kindliche Situation. So ändert sich unter Umständen der Speiseplan, wenn das Kind gestillt wird. Worauf reagiert das Kind mit stärkeren Blähungen, was fördert die Milchbildung? Der Mann, der hier einbezogen ist, wird zwangsläufig das Kind intensiver erleben und die Probleme des Kindes besser verstehen, das mit seiner Anpassung an die neue Umwelt einfach Zeit braucht. Es dauert etwa sechs Wochen bis drei Monate, im Einzelfall kann es sogar ein halbes Jahr und mehr dauern, bis das Kind den

Anpassungsprozess vollzogen hat. Besonders zeitintensiv ist der Anpassungsprozess von Magen und Darm. Welche Schmerzen eine Magen-Darm-Funktionsstörung macht, können Erwachsene mit Darmverschluss bestätigen. Da ist viel Zuwendung nötig,

Freude wechselt sich unter Umständen mit Hilflosigkeit ab

ohne dass für uns Erwachsene ein direkt wahrnehmbarer Erfolg zu verzeichnen ist. Denn trotz Zuwendung bleiben die Schmerzen, und trotz Zuwendung weint das Kind weiter. Die erste Zeit nach der Geburt ist eine harte, wenn auch schöne Zeit: anstrengend und unbegreiflich schön, eine Zeit natürlicher Überforderung. Stellen Sie sich darauf ein, dass sich Tränen der Freude mit Tränen der Hilflosigkeit abwechseln werden. Die Veränderungen sind aber nicht nur beim Kind gewaltig, auch zwischen den Partnern gilt es nun, sich auf eine ganz neue Situation einzustellen.

Das Jahr danach

Wenn der Mythos von Schwangerschaft und Geburt verraucht ist, wird es anstrengend. Anstrengend für das Kind mit seinen Anpassungsproblemen, anstrengend für die Frau mit der leiblichen und organisatorischen Versorgung des Kindes und anstrengend für den Mann mit dem beruflichen Alltag, durch den neuen Zeitrhythmus und durch den Beziehungswandel geprägt. Anstrengungen, die Gefahren bergen, sich auseinander zu leben, sich zu verlassen. Das Verlassen braucht nicht unbedingt eine Scheidung zu bedeuten. Viele leben weiter im gleichen Haushalt, haben sich aber innerlich längst verlassen.

Ich spreche nicht nur von den anderen, ich spreche auch von mir. Ich spreche nicht von allen, aber von vielen. Ich will hier versuchen, eine Beschreibung immer wiederkehrender Konfliktfelder vorzunehmen, die nach der Geburt eines Kindes ein Auseinanderleben fördern könnten, so wie ich es den vielen Jahren meiner praktischen Tätigkeit beobachten konnte.

Dabei will ich die einzelnen, wichtigsten Themenkreise nur benennen, ohne sie gegenseitig in eine Beziehung zu setzen. Denn
ich habe in meiner Praxis immer wieder erfahren, dass es den
Betroffenen schon die Angst nehmen kann, versagt zu haben,
wenn man die Probleme einfach nur beim Namen nennt und
feststellt, dass die Betroffenen nicht allein damit sind, sondern
dass ihr Problem ein Problem von vielen ist.

Die Konflikte in der Zeit nach der Geburt sind meist tabuisiert.
Freude und überschäumendes Glück sollten doch jetzt selbstverständlich sein. Dass die Freude, die ja auch überwiegt, hart
erkauft wird mit Lebensumstellungen und Verzicht, passt nicht
in das rosarote Licht der Glückseligkeit. Die neue Situation nach
der Geburt ist nicht allgemein gültig zu beschreiben, jeder muss
sie natürlich für sich selbst durchstehen, aber die Struktur der
Probleme ist fast immer gleich. Mir scheint, die Hoffnung ist
berechtigt, dass der Hinweis auf die Häufigkeit der Probleme in
der Zeit danach zumindest von dem Zwang befreit, einen Schul-
digen dafür zu suchen, und man sich somit eher einer konstruk-
tiven Lösungsfindung zuwenden kann.

Konflikte nach der Geburt sind meist tabuisiert

Der Kinderwunsch

Dank mehr oder weniger geeigneter Methoden der Verhütung
ist die Entscheidung für ein Kind zu einem planbaren Prozess
geworden. Kinder als Alterssicherung dürften in unserem Kul-
turkreis keine größere Bedeutung mehr haben. Die Entscheidung
für ein Kind unterliegt selten rein sachlichen Kriterien. Bei den
sich anhäufenden Umweltproblemen und der sich zuspitzenden
Übervölkerung unseres Planeten gibt es sicher auch vernünftige
Gründe, aus volkswirtschaftlicher und ökologischer Sicht auf
Kinder zu verzichten oder eine Adoption vorzuziehen. Aber es
sind eben nicht nüchterne Überlegungen, die zur Entscheidung
für ein Kind führen, sondern es sind Sehnsüchte, Gefühle, Wün-

sche und Hoffnungen. In einer guten Partnerschaft verspricht man sich durch das Kind eine emotionale Bereicherung, ein Mehr an Glück und eine Vertiefung der Beziehung. Trotzdem: Bei dieser existenziellen Frage klaffen Gräben zwischen den Geschlechtern. Ich möchte auf die Differenzen in der Abwägung sachlicher Kriterien des Kinderwunsches nicht eingehen, denn sie eignen sich zur offenen Auseinandersetzung. Reden wir lieber über das Unausgesprochene, über das, wo der Konfliktstoff schlummert, was dann zu Missverständnissen und zum Auseinanderleben führen kann.

Während die Frau ein starkes körperliches Empfinden während der Zeit der Schwangerschaft, der Geburt und des Stillens hat, reduziert sich die körperliche Beteiligung des Mannes daran lediglich darauf, dass er seine Fähigkeit zur Zeugung unter Beweis gestellt hat. Ich weiß, dass dies eine vereinfachte Aussage ist, aber nicht selten wird die Einfachheit dieses männlichen Interesses durch den Wunsch, einen Sohn zu zeugen, auf die Spitze getrieben. Und das ist keine Seltenheit. Im Einzelfall findet man natürlich immer auch Männer, die sich ihren Partnerinnen unterschiedlich stark verbunden fühlen, bis hin zu den Männern, die ihre psychische Verbundenheit mit der Schwangerschaft so intensiv erleben, dass sie sich körperlich und emonational ebenfalls „schwanger" fühlen.

Gemeinsamer Kinderwunsch – unterschiedliche Wahrnehmung

Aber jeder soll und muss mit seiner eigenen Umsetzung des Kinderwunsches leben. Ich will hier nur die Eckpfeiler für mögliche Familienkonflikte aufzeigen. Die Konflikte in der Schwangerschaft und in der Zeit danach finden durch die unterschiedliche Intensität, mit der das Kind gewünscht wurde, noch eine unbewusste Verstärkung. Im schlimmsten Fall wird ein Partner dem anderen vorwerfen, zur Familienentscheidung „überrumpelt" worden zu sein, und verlangen, die Folgen der Entscheidung selbst zu tragen.

Beim zweiten Kind wird noch einmal alles anders

Die Differenz im Erleben kann mit jedem weiteren Kind noch
größer werden. Das körperliche Erleben der Frau bleibt gleich
stark und wird oft sogar durch die Erfahrungen der vorausge-
gangenen Schwangerschaft verstärkt. Die meisten Frauen freuen
sich auf eine neue Schwangerschaft, deren problematische Seiten
wohl bedenkend. Auf die Frage nach dem Wunsch zu einem
weiteren Kind antworten Männer häufig abschweifend und in-
direkt. Als Begründung für ein weiteres Kind wird von Männern
oft angeführt, dass sie keine Einzelkindsituation wollen oder
dass man später sicher froh und entlastet ist, weil sich die Kinder miteinander beschäftigen können.

Eine Verstärkung des Konfliktpotenzials aus der unterschiedlichen Intensität des Kinderwunsches bei der Zweitschwanger-
schaft liegt zu einem großen Teil an dem unterschiedlichen
Erleben der Frau bei einer zweiten Schwangerschaft. Eine
typische Familienkonstellation: Die Frau versorgt das erste Kind,
das zwei oder drei Jahre alt ist und das der ständigen Aufmerksamkeit bedarf. Selbst so banale Freuden wie eine Tasse Kaffee
in Ruhe zu trinken sind in dieser Zeit oft unmöglich. So bleibt
kaum Zeit und Ruhe, die zweite Schwangerschaft zu genießen.
Die Verantwortlichkeit für diese damit verbundenen Schwierigkeiten hat die Frau verstärkt zu tragen.
Betrachtet man vergleichende Statistiken zum Thema Kinderwunsch von Männern und Frauen, findet man zwar je nach
Autor stark voneinander abweichende Zahlen, aber gleichgültig,
ob die Statistik kinderlose oder Männer und Frauen mit schon
einem Kind berücksichtigt, der Wunsch nach einem Kind wird
von den Männern in allen Statistiken weniger intensiv geäußert
als von der Frau.

Frauen haben in der Regel intensiver einen Kinderwunsch als Männer

Die Sexualität

Nach der Geburt sind Frauen häufig „lustlos"

Das Problem der Sexualität nach der Geburt lässt sich auch mit einer vereinfachten Aussage verdeutlichen. Männer entwickeln in der Schwangerschaft oft die Angst, beim Geschlechtsverkehr das Kind oder die Frau verletzen zu können. Dadurch stauen sich in dieser Zeit viele Wünsche auf, und die Erwartung wird aufgebaut, nach der Geburt endlich wieder einen ungestörten Sexualverkehr aufnehmen zu können. Problematisch wird es nun, weil sich bei der Frau eher gegenläufige Tendenzen einstellen. Viele Frauen haben während der Schwangerschaft verstärkte Lustgefühle. Nach der Geburt können diese Gefühle in mitunter recht lang anhaltende Lustlosigkeit umschlagen.

Dadurch wird die Erwartung des Mannes enttäuscht. Wie gut ein Mann mit dieser Situation nach der Geburt umgehen kann, hängt natürlich auch von der zeitlichen Länge dieses Zustandes ab und von der Fähigkeit des Mannes, andere Formen von körperlicher Zuwendung zu akzeptieren. Die Frau möchte jetzt ja nicht in einem körperlich beziehungsfreien Raum leben. Zärtlichkeit und körperliche Zuwendung nach der Geburt sind sehnlichst geäußerte Wünsche all meiner Patientinnen. Der Mann fühlt sich meist abgelehnt beziehungsweise „nicht mehr geliebt", wenn es ihm beim Sexualkontakt nicht mehr erlaubt wird, den Penis in die Scheide einzuführen. Es bedeutet für ihn, einen Lernprozess durchzustehen, dies nicht als Ablehnung seiner Person zu verstehen und das normale Sexualleben wieder langsam und mit viel Geduld aufzubauen.

Die Situation der Frau

Die psychische Situation der Frau und damit auch ihre Sexualität wird durch viele Faktoren bestimmt. Nach dem inten-

siven körperlichen Erleben der Schwangerschaft und Geburt
folgt das Stillen. Nicht selten fühlt sich die stillende Frau im
wahrsten Sinne des Wortes „ausgesaugt". Der neue Schlaf- und
Wachrhythmus, Schlafmangel und permanent zwingende Aufmerksamkeit führen zu einer Erschöpfung, die wenig Raum für
körperlich intensive Kontakte lässt. Die neue gesellschaftliche
Ausgeschlossenheit und der plötzliche Hormonumschwung tun
ihr Übriges, um diese Situation zu belasten. Biologisch gesehen
scheint diese Ablehnung von zur Befruchtung führender Sexualität vernünftig zu sein, denn in dieser Zeit der natürlichen
Überforderung ist eine weitere Schwangerschaft gesundheitlich
betrachtet nicht sinnvoll. Es genügt jedoch keine biologische
Erklärung, um zu lernen, die neuen Grenzen zu respektieren.

Wann ist das sexuelle Verlangen der Frau wieder „normal"?
Wenn es denn überhaupt im Bereich der Sexualität eine Norma-
lität gibt, mag uns hier der Zustand vor der Schwangerschaft
als Anhalt dienen. Grundsätzlich sind viele Frauen ein bis zwei
Monate nach der Geburt Geschlechtsverkehr gegenüber nicht
abgeneigt, aber die seelisch-körperliche Verflechtung des Sexual-
aktes ist durch die körperliche Komponente noch gestört. Durch
Hormonmangel und Wochenfluss ist die Scheide trocken und
empfindlich. Die Dammschnittnaht beziehungsweise der genähte
Dammriss schmerzt eventuell noch. Es wird an Spannung des Be-
ckenbodens fehlen. Die körperliche Erregbarkeit ist zunächst auch
noch gestört. Damit ist das „Sichaufschaukeln" von Körper und
Seele im Sexualprozess unterbrochen. Es bedarf jetzt viel Feingefühl beider Partner, die Gefühle des anderen nicht zu verletzen.

Die körperlichen Komponenten sind zunächst hinderlich für Sex

Der Mann sollte Rücksicht nehmen

Der Mann sollte auf die körperlichen Veränderungen seiner
Partnerin Rücksicht nehmen. Es dauert länger, bis die Scheide

feucht ist. Die Stimulation sollte im Bereich der Klitoris beginnen, der schmerzempfindliche Damm sollte gemieden werden. Beim Eindringen in die Scheide ist ebenfalls der Bereich der Naht zu schonen, was sich durch Variieren der Stellung bewerkstelligen lässt.

Bei Kaiserschnittpatientinnen kann die Bauchnaht noch schmerzen.

Bis der so genannte „Normalzustand" wieder erreicht ist, kann im Einzelfall ein halbes Jahr und mehr vergehen. Es ist also sehr wichtig, sich darauf einzustellen. Gelegentliche Frustrationen werden jedoch immer entstehen und sind auch verständlich; man sollte sie besser bewusst an sich heranlassen.

Werden die „natürlichen Grenzen" respektiert, gibt es keine Probleme

Wenn zwei Wochen nach der Geburt „alles wieder normal" ist, vergessen Sie, was Sie gerade hier gelesen haben, und auch, was Sie über das Infektionsrisiko bei Wochenfluss gelesen haben, es gibt ja Kondome. Die Grenzen, die die Frau setzt, sind jetzt natürlich wichtiger denn je.

Werden diese Grenzen wahrgenommen und akzeptiert, braucht der Mann sich nicht zu fürchten, die Partnerin zu verletzen. Es gibt nicht wenige Männer, die diese Angst haben. Dass sich aus dem Miterleben der Geburt für Männer Sexualprobleme ergeben, ist äußerst selten und dann meist nur ein vorübergehendes Problem.

Der Zeitfaktor

Die Umstellungen, die Ängste und die Entsagungen, die Schwangerschaft, Geburt, Stillen und natürlich das Kind selbst mit sich bringen, sind zahlreich. Hinzu kommt, dass das Problembewusstsein beider Partner häufig zeitversetzt auftritt. Nehmen wir als Beispiel die Ängste um die Gesundheit des Kindes. Diese Angst wird sicher von Frau und Mann in ähnlicher Intensität durchlebt, fällt aber zeitlich nicht unbedingt zusammen. So wird die Chance des gemeinsamen Bearbeitens von Angsterleben, die Chance zur Vertiefung der Beziehung manchmal zum Stolperstein.

Den Alltag bewältigen lernen

Das Beispiel mag banal klingen, aber die Problematik der Beziehungskrisen ist fast immer in alltäglichen Dingen begründet. Eine Frau kommt mit dem Kind von der kinderärztlichen Vorsorgeuntersuchung. Es war alles in Ordnung. Der Kinderarzt hat ihr gezeigt, wie gut die Reflexe ihres Kindes sind, dass alle Organe gut arbeiten, hat ihr bestätigt, wie gut das Kind bei ihrem Stillen gedeiht. Sie ist glücklich und freut sich, die Neuigkeiten an andere weitergeben zu können. In dieser Stimmung trifft sie auf ihren Mann, der am Mittagstisch mit seinem Kollegen über den „plötzlichen Kindstod" dessen Sohnes vor zwei Jahren gesprochen hat. Es ist nicht weit hergeholt, dass hier trotz grundsätzlicher Bereitschaft zuzuhören und trotz grundsätzlicher Bereitschaft zu trösten Spannungen entstehen. Da wird der eine die Position einnehmen, „das Schlimmste zu befürchten", und der andere wird alles harmonisierend durch „eine rosarote Brille sehen". Sie meinen, der Zeitfaktor sei unbedeutend? Ganz sicher nicht. Ich habe in meiner langjährigen Praxis die Erfahrung gemacht, dass bei den ohnehin entstehenden zusätzlichen Belastungen der Toleranzspielraum zwischen Mann und Frau enger wird. Erfahrungsgemäß werden auch durch solche indirekten Prozesse wie den Zeitfaktor die echten Auseinandersetzungen mit einem Konflikt oder einem gemeinsamen Problem verdrängt. Wer will schon ein wenn auch wichtiges Thema aufgreifen, das aber im Augenblick als ein nicht aktueller Gesprächsgegenstand erscheint?

Wir sind so in unsere Umwelt verflochten, dass wir nur selten unsere Frustrationen da ausleben, wo sie entstanden sind.

Der Toleranzspielraum wird durch die Belastungen enger

So ist auch die momentane Stimmung, in der wir uns gerade befinden, entscheidend für eine differenzierte Auseinandersetzung mit gemeinsamen Problemen.

Die Körperlichkeit

Das körperliche Empfinden der Frau in der Schwangerschaft, bei der Geburt und beim Stillen ist immer wieder als intensives Erleben beschrieben worden. Alle Versuche, den Mann in dem Zusammenhang Schwangerschaft, Geburt und Stillen an diesem körperlichen Empfinden teilhaben zu lassen, können nur ein schwacher Ersatz sein. Ich möchte hier keinen Neid konstruieren, aber den Wunsch, das Kind in irgendeiner Art zu fühlen, zu ertasten, äußern fast alle Männer.

Eine Beziehung zum Kind aufbauen

Eine frühe Beziehung zum Kind aufzubauen fällt dem Mann meist schwer. Er steht immer daneben. In der Schwangerschaft, bei der Geburt, beim Stillen: Er steht daneben und ist nicht automatisch eingebunden in diese enge Beziehung zwischen Mutter und Kind. Während der Schwangerschaft ist die Verbindung zwischen Mutter und Kind von einer lebensnotwendigen Abhängigkeit gekennzeichnet. Das betrifft sowohl die Ernährung als auch die seelisch-geistige Versorgung des Kindes. Die permanente körperlich-seelische Verbundenheit baut eine enge Beziehung zwischen der Mutter und dem Kind auf, die vom Partner der Frau erst einmal erarbeitet werden muss, ohne sie in dieser engen Form jedoch je erreichen zu können. Diese biologische „Ungerechtigkeit" wird immer dann problematisch, wenn sich, aus welchen Gründen auch immer, die Beziehung zwischen Mann und Kind nur schwer aufbaut. Gerade bei Männern,

Der Vater muss sich die Verbundenheit mit dem Kind erarbeiten

die die enge Beziehung zum Kind ersehnen, aber durch soziale Einbindung, zum Beispiel durch den Beruf, kaum Zeit dafür aufbringen können, stellt sich irgendwann Resignation ein. Die Bereitschaft, ein Kind aktiv mit zu versorgen und damit auch Arbeit im häuslichen Bereich zu übernehmen, hängt zu großen Teilen von der Bindung zum Kind ab. Ich spreche nicht über die Männer, die Hausarbeit als Frauensache betrachten. Ich möchte nur den Männern, die eine tiefe Beziehung zum Kind eingehen wollen, verdeutlichen, dass sie, um das Kind an sich zu binden, auch Zeit brauchen und nicht nur guten Willen. Denn die mütterliche Bindung des Kindes ist ja auch mit zeitlichen Entbehrungen der Frau verbunden und oft mühsam erarbeitet.

Einschränkungen der Beziehungsmöglichkeit

Beim Stillen ist der Beziehungsaufbau des Mannes zu seinem Kind durch die erforderliche Nähe zwischen Mutter und Kind ebenfalls eingeschränkt. Der Mann, der sein Kind spontan zu einem Spaziergang oder zu einem Besuch mitnehmen möchte, muss sich an die Stillzeiten halten oder Ersatznahrung mitnehmen, was wiederum das Stillen negativ beeinflussen kann. Spontanes Handeln ist also in der ersten Zeit erschwert. Es reicht nicht aus, Zeit zu haben, sie muss auch dem kindlichen Rhythmus angepasst sein. Sicher stellt der Unterschied in der Beziehung zwischen Mutter und Kind und Vater und Kind keine permanente Krise dar, aber bei Konflikten spielt dieser Unterschied doch eine wesentliche Rolle.

Das Stillen bindet das Kind anfangs sehr an die Mutter

Im alltäglichen Leben erleben Männer oft Enttäuschungen, wenn sie mit Situationen konfrontiert werden, die die enge Bindung des Kindes an die Mutter widerspiegeln. Bei jedem Schreck oder Sturz schreit das Kind nach der Mutter. Ein Vater erzählte mir einmal: Als seine Frau vier Wochen verreiste und er seine beiden

Söhne, drei und fünf Jahre alt, allein betreute, spielte sich erst nach etwa zehn Tagen die Alltagsroutine ein. Wenn irgend etwas passierte, wurde jetzt nach ihm gerufen. Nach vier Wochen holte er seine Frau mit den beiden Kindern am Bahnhof ab. Am Ende der Rolltreppe stürzte der Jüngste, und er schrie sofort automatisch: „Mama!"

Viele Männer erzählten mir, dass es bis zum Kindergartenalter dauerte, bis sie die Beziehung zu ihrem Kind als befriedigend und tief erlebten. Ab diesem Alter kann man bisweilen eine Änderung in der Beziehung des Kindes zu seinen Eltern feststellen. Die Kinder, denen die Grenzen im Alltag immer durch die Mutter gesetzt wurden, empfinden den Vater, der mehr die Freizeitgestaltung übernimmt, als positive Bereicherung, und

Der Vater soll nicht nur die Freizeitgestaltung übernehmen

die Beziehung wird vertieft. Wenn zuvor die enge Beziehung des Kindes zur Mutter vom Mann nur schwer akzeptiert wurde und die Frau nichts dazu getan hat, den Mann einzubeziehen, können sich jetzt Strukturen zeigen, die ich „die späte Rache des Mannes" nennen möchte. Er könnte jetzt, im Gegensatz zur Grenzen setzenden, strafenden Mutter, seine Rolle als Freizeit-Vater, der immer lustig ist und alles mit dem Kind macht, ausbauen und somit seine Beziehung zum Kind so knüpfen, dass die Mutter oft daneben steht. Es ist also ratsam, den Beziehungsbedarf des Mannes in der frühen Phase, gleich nach der Geburt des Kindes, ernst zu nehmen und später der Frau nicht nur die einschränkende Seite der Erziehung zu überlassen.

Widersprüchliche Erwartungen von Mann und Frau

Überwiegend findet auch heute noch die traditionelle Arbeitsteilung zwischen Frau und Mann statt. Der Mann geht nach der Geburt des Kindes meist weiter seinem Beruf nach, und die Frau übernimmt zunächst die Versorgung der Kinder. Wenn auch die meisten Paare freiwillig die Entscheidung zu dieser Lebensform getroffen haben, ist sie doch oft ein Konfliktherd. Die Arbeit der Frau mit den Kindern wird immer noch weit untterschätzt. Die dauernd geforderte Aufmerksamkeit und die pausenlos nötige Präsenz erlauben ihr keine wirklichen Ruhepole. Die Zeit nach der Geburt ist eine Zeit der natürlichen Überforderung. Ich kenne nur wenige Paare, die sich in der Zeit nach der Geburt nicht überfordert fühlten. Die Situation der Frau wird häufig auch noch durch die soziale Isolierung verschlimmert. Sie muss allein für sich herausfinden, wie sie mit der neuen Situation am besten zurechtkommt. Sie kann sich meist nicht mit anderen austauschen, sodass sie verständlicherweise bei der Rückkehr des Mannes von der Arbeit die Probleme, die sich tagsüber angesammelt haben, besprechen möchte. Männer beklagen sich oft über die vielen negativen Themen, über die ihre Frauen mit ihnen am Abend sprechen wollen, aber das ist aus der Situation der Frau heraus natürlich völlig verständlich. Denn schließlich braucht sie ja gerade für ihre Probleme einen Gesprächspartner.

Die Erwartungen des Mannes an den Feierabend sind natürlich ganz anders aufgebaut. Er empfindet die Trennung vom Kind während der Arbeitszeit als Verlust und freut sich nun darauf, mit dem Kind zu spielen, zu schmusen usw. Oft soll und muss das Kind aber gerade schlafen, gestillt oder gewickelt werden, wenn er heimkommt. Und die Frau wünscht sich vielleicht jetzt endlich einmal eine Ruhepause. Diese oft ganz gegensätzlichen Ansprüche sind nur schwer zu koordinieren, und jeder der Partner fühlt sich sehr schnell benachteiligt und erlebt die Partnerschaft als unbefriedigend. Darauf sollte man vorbereitet sein, denn dies führt allzu leicht zu großen unnötigen Konflikten. Es bedarf viel Verständnis füreinander und viel gemeinsamer Planung, um eine befriedigende Lösung für alle zu entwickeln. Eine wesentliche und notwendige Einsicht während dieser Zeit ist die Anerkennung der Tatsache, dass es keinen eigentlichen Feierabend mehr gibt, weder für die Frau noch für den Mann.

Beide Partner sollten die Tatsache akzeptieren: es gibt keinen „Feierabend" mehr

Der Mann sollte in der Zeit nach der Geburt die Verständnis-
bereitschaft in seinem beruflichen Umfeld nutzen. Man wird ihm
ab der späten Schwangerschaft und kurz nach der Geburt ein
stärkeres Engagement für seine Familie zugestehen. Jobsharing,
Halb- oder Dreiviertelbeschäftigung sowie Neuorganisieren
der Pausenregelung könnten vielleicht für die Zeit danach eine
gute, befriedigende Lösung bringen. Je weiter die Zeit nach der
Geburt fortschreitet, desto weniger wird man dem Mann diese
Veränderungen in seinem Beruf weniger zugestehen, und dann
meist nicht, ohne ihm vorzuwerfen, dass er sich beruflich nicht
genug engagiert und seine Arbeit zu leicht nimmt. Für Mann
und Frau gilt es, die notwendigen Ruhepole zu finden und den
gemeinsamen spielerischen Umgang mit dem Kind zu pflegen.

Familienleben

Für die Tiefe der Bindung des Mannes zu seinem Kind wird die
zur Verfügung stehende Zeit und die Echtheit seiner Gefühle von
großem Gewicht sein. Die Bedeutung des Familienlebens und
das Engagement für die Familie sind abhängig von der Form des
Zusammenlebens und von der beruflichen Situation des Paares
und daher individuell sehr unterschiedlich geprägt.
Welche Faktoren wirken nun gegen die Bemühungen des
Mannes, eine gute Beziehung zu seinem Kind aufzubauen?

**Wie kann der Vater
eine gute Beziehung
zum Kind aufbauen?**

Innerfamiliäre Bedingungen

Aus der Situation des „Danebenstehens" während der
Schwangerschaft, der Geburt und der Zeit des Stillens ist der
Mann lange nicht befreit. Das Stillen bindet das Kind in einer
direkten Abhängigkeit an die Mutter. Das Elementare dieser
ersten Zeit, die Nahrung, ist körperlicher Bestandteil der Frau.

Das Kind saugt aber nicht nur Nahrung in sich auf, sondern auch die körperliche und emotionale Wärme der Mutter. Schwangerschaft, Geburt und Stillzeit sind in ihrer Körperlichkeit aber nur Rahmen für die Entwicklung einer emotionalen Einheit zwischen der Frau und dem Kind, eine Einheit, die der Mann erst zwischen sich und dem Kind aufbauen muss. Die Einheit zwischen Mutter und Kind hat sich in den neun Monaten entwickelt. Das Kind lernt über sie und durch sie. Wie ist das, wenn die Mutter sich freut? Wie ändert sich der Herzschlag, wenn die Mutter sich ärgert? Da verändert sich je nach Gemütslage die Sauerstoffversorgung, die Durchblutung, der Puls, der Blutdruck. Die Liste ist endlos. Einmal spürt das Kind hektische Bewegung, dann fließendes, ruhiges Schweben. Das Fruchtwasser kann ein tosendes Meer oder ein ruhender See sein. Dem entsprechenden Zustand wird eine komplexe Gefühlslage der Mutter zugeordnet, die das Ungeborene erfasst und mit den Veränderungen seiner eigenen Bedingungen in Verbindung bringen und erlernen wird. Man kann also davon ausgehen, dass das Kind bei seiner Geburt die wichtigsten Verhaltensweisen und Reaktionsmuster der Mutter kennt. Es wird auch nach der Geburt mit den Verhaltensmustern seiner Mutter vertraut sein. Der Mann wird sich diese Nähe erst einmal erarbeiten müssen. Das soll Sie jetzt nicht dazu ermutigen, sich aus der Verantwortung zu stehlen, weil die Mutter ohnehin die engere Bindung zum Kind hat. Dies soll Sie vielmehr dazu ermutigen weiterzumachen, an der Beziehung zum Kind zu arbeiten, auch wenn bei gleichem Tun nicht sofort die gleiche Reaktion des Kindes erfolgt. Sie verstehen nun vielleicht, weshalb sich das Kind zunächst nicht durch den Vater so schnell beruhigen lässt wie durch die Mutter.

Mutter und Kind sind aufgrund der biologischen Gegebenheiten eine emotionale Einheit

Wir sehen, wie wichtig das körperliche und seelische Miteinandersein zwischen Mann und Kind ist. Die Babymassage scheint mir hier eine ausgesprochen gute Verbindung von körperlichem und emotionalem Beieinandersein von Vater und Kind zu bieten. Hier können sich beide ihre Bedürfnisse, aber auch ihre Grenzen gegenseitig mitteilen.

Außerfamiliäre Bedingungen

Neben diesen zwischen Frau und Mann unterschiedlichen Voraussetzungen der Beziehungsaufnahme zum Kind gibt es noch außerfamiliäre Strukturen, die den Platz des Mannes in der neuen Familiensituation mitbestimmen. In der weiterhin häufigsten Familienkonstellation – der Mann geht seinen „beruflichen" Verpflichtungen und die Frau ihren „mütterlichen" Pflichten nach – drängen sich nicht selten noch andere Familienmitglieder vor, um noch vor dem Mann eine tiefe Beziehung zum Kind aufzubauen. So können zum Beispiel Großeltern manchmal zeitweise eine engere Beziehung zum Kind finden als der Vater. Die Frau wird meist nicht auf fremde Hilfe verzichten können, wenn sie die alltägliche Arbeit bewältigen und eigene Freiräume aufbauen will. Bedingt durch den Beruf trägt der Mann wenig zur Unterstützung der Frau bei, er wird sich eher noch selbst vernachlässigt fühlen, denn die Leistung der Frau wird er in den meisten Fällen zunächst nicht erkennen, zumal diese Arbeit gesellschaftlich noch immer kaum Anerkennung findet. Die Frau wird sich also an Freunde oder Eltern wenden, um Hilfe zu bekommen. So können sich zwischen Helfern und Kind engere Bindungen knüpfen, als der Mann sie in der ihm verbleibenden Zeit erlangen kann. Dies verstärkt den Teufelskreis der Entfremdung. Die fremde Hilfe wird dann leicht als Einmischung in die innerfamiliären Angelegenheiten gewertet, was oft zur Folge hat, dass sich der Rückzug aus der aktiven Familienarbeit beim Mann verringert. Aber die Helfer ihrerseits melden nun einen gewissen Anspruch auf den Kontakt zum Kind an, der sich nicht nur auf Arbeit beschränkt, weil sie sich sonst ausgenutzt fühlen.

Der Vater darf nicht „außen vor" bleiben bei außerfamiliärer Betreuung

Das zieht dann weitere Kreise, wenn der Kontakt der Helfer gerade in die Zeit fällt, in der der Mann zu Hause ist.

So kann eine Alltäglichkeit zum Problem werden. Die Nuancen dabei sind zahlreich.

Auch die beste Betreuung kann Probleme aufwerfen

Sehr beeindruckt hat mich die Enttäuschung eines Vaters, dessen Frau nach der gesetzlichen Freistellung von sechs Wochen auch wieder mit voller Arbeitszeit in ihren Beruf zurückkehrte. Das Kind gaben sie zu einer Tagesmutter. Das Kind war wohlauf, es gab damit keine Probleme. Aber das Kind entwickelte eine merklich engere Beziehung zu dem Partner der Tagesmutter als zu dem eigenen Vater. Die Beziehung zur Mutter erfuhr keine Änderung. Es bedurfte langer Diskussionen, bis der enttäuschte Vater bereit war, die „Beziehungsarbeit" am Kind aufzunehmen und etwas für die Beziehung zu tun.

Ich kann nur an dieser Stelle ermutigen, die Möglichkeiten auszuschöpfen und dem Kind die Zeit zu schenken, die man ihm ehrlich und aus eigenem Wunsch heraus geben möchte. Mit dem intensiven Kontakt wächst die positive Antwort des Kindes darauf überproportional. Und wir finden statt dem Teufelskreis der Entfremdung einen positiven Strom von gegenseitiger Liebe. Dies alles geschieht in Entwicklungsprozessen, die oft unerklärliche Rückschläge, aber auch genauso unerklärliche Vorwärtssprünge beinhalten. Es sind Entwicklungsprozesse, die Zeit und Geduld kosten. Ich habe in meiner Praxis Männer getroffen, die ab der Zeugung mit ihrem Kind eins waren, aber auch Männer, die Jahre brauchten, um mit der Beziehung zu ihrem Kind zurechtzukommen. Ich kann mich nur an sehr wenige Männer erinnern, die ihren Weg zum Kind gar nicht fanden, in manchen dieser Fälle zerbrach die Partnerschaft.

Je intensiver der Kontakt zum Kind, desto mehr gegenseitige Liebe!

Die Rache des Mannes

Lassen Sie mich noch ein Verhaltensmuster beschreiben, das ich „die Rache des Mannes" nennen möchte. Es ist ein Verhaltensmuster, das eine Entgleisung, ein Auseinanderleben zwischen Mann und Frau anzeigt. Ich habe es schon vorher kurz erwähnt. Manche Männer suchen ihre Anerkennung durch das Kind durch Zugeständnisse zu erreichen, die den partnerschaftlichen Absprachen mit der Mutter nicht entsprechen. Konkret gesagt, sie erlauben dem Kind Dinge, die die Mutter verboten hat. Das mag im Einzelfall vielleicht akzeptabel sein, verliert aber an Beziehungsechtheit, wenn es sich nur um Anbiederung an das Kind handelt. Das Gleiche gilt für den Fall, wo der Mann zum Animateur im Freizeitbereich degeneriert. Während die Frau im Alltag Grenzen ziehen muss, sucht der Mann seine Chance in der Gestaltung von Freizeit mit Freiräumen, die die Frau im Alltag nicht bieten kann. Hier schaukeln sich dann gegenseitige Vorwurfs- und Konkurrenzhaltungen auf, aber keine klaren Strukturen, die das Kind aber für seine gesunde Entwicklung braucht. Da werden dann laufend Chancen für ein befriedigendes Familienleben verpasst, und letztendlich leiden alle, auch das Kind. An diesem Themenkreis zeigt sich nochmals die Wichtigkeit, Konfliktherde rechtzeitig zu erkennen, zu besprechen und zu versuchen, sie früh genug zu unterbinden, bevor der Zeitpunkt für noch mögliche Verständigung verstrichen ist.

Keine Konkurrenzhaltung der Eltern!

Lebendige Erziehung

Bei der Erziehung der Kinder wird die Diskrepanz zwischen Theorie und Praxis besonders deutlich. In der Diskussion über Erziehung kann man sich der Gemeinsamkeiten freuen, die Gegensätze in den Meinungen haben aber zunächst keine Wirkung auf das Zusammenleben.

In der praktischen Situation aber muss man sich – meist schnell – entscheiden, etwas zu unterstützen, zu verbieten usw. Da können sich dem Partner plötzlich ganz neue Charakterzüge des anderen eröffnen, etwas, womit er nie gerechnet hatte, was ihm zuvor, als noch kein Kind da war, verborgen bleiben musste. Dies können massive Enttäuschungen, aber natürlich auch positive Überraschungen sein.

Der schreiende Säugling

Das Konfliktfeld Erziehung kann ganz gut am Beispiel des schreienden Säuglings verdeutlicht werden.
Es ist schwer, ein Kind nicht trösten zu können, es weinen zu lassen und dennoch bei ihm zu bleiben, wenn es Schmerzen verspürt, die zum Beispiel durch die Anpassung des Darms an die neue Ernährungsform verursacht werden. Neun Monate lang hat das Kind sich durch Stoffaustausch über den Mutterkuchen, also direkt über den Blutkreislauf ernährt. Nach der Geburt muss nun der Darm die Trennung von Nährstoffen und ihren Transport in die Blutbahn übernehmen. Diese Anpassungsprozesse können Wochen und Monate dauern und das Kind mit Blähungen, Verstopfung oder Durchfall quälen. Wie schmerzhaft Darmbeschwerden sein können, ist uns Erwachsenen meist aus eigener Erfahrung bekannt. Obwohl man dies alles wissen mag, fällt es schwer, dem Kind Trost zu spenden, wenn es immer weiter weint. Mehr als sonst braucht es jetzt die Nähe, das Gefühl, nicht verlassen zu sein.

Streitpunkt „Verwöhnen"

Die eigene Verfassung, das, was der Tag bisher brachte, die individuelle Geduld – ein Heer von Faktoren – bestimmen nun unsere Bereitschaft und Fähigkeit, die Notwendigkeit dieser Nähe einzusehen und die Gefahr der Verwöhnung zu riskieren.

Nur selten findet sich eine Übereinstimmung bei Mann und Frau in der Einschätzung des notwendigen Verhaltens beim schreienden Säugling. Die Frau vertraut ihrem Gefühl, ob das Kind Hilfe braucht oder ob es jetzt „verhätschelt" wird. Der Mann fürchtet, dass die körperliche „Abnabelung" nie ein Ende findet, wenn die Eltern auf das Schreien reagieren. Aber es kann auch umgekehrt sein: Der Mann vertraut seinem Gefühl, dass das Kind jetzt Hilfe braucht, und die Frau fürchtet, dass es verwöhnt wird. Wie auch immer: Eine Übereinstimmung ist sehr selten, aber eine Entscheidung muss her. Wird das Kind nun auf den Arm genommen oder nicht?

Konfliktfeld Erziehung

Gerade bei unserem Beispiel mit dem schreienden Säugling vermischen sich ja auch berechtigte Interessen nach eigener Ruhe, berufliche Verpflichtungen, persönliche Tagesabläufe, eigene Wünsche und Bedürfnisse mit den Ansprüchen des Kindes. Und

Sprechen Sie schon in der Schwangerschaft über die Erziehung

die Ansprüche des Kindes sind oft so schwer zu verstehen. Weint es nun, weil der Darm rebelliert? Hat es Hunger? Braucht es jetzt Zuwendung? Nutzen Sie einfach die Zeit der Schwangerschaft, auch darüber zu sprechen, wie Sie sich die Erziehung Ihres Kindes vorstellen, damit Sie auf die gegenseitigen Reaktionen vorbereitet sind. Dabei sollten Sie sich aber auch immer vor Augen halten, dass der Weg das Ziel ist, das heißt, nicht jede Situation lässt sich zur Zufriedenheit lösen.

Hilfe zur Selbsthilfe

Wer erwartet, dass jetzt ein Kapitel mit Rezepten zur Konfliktbewältigung folgt, wird enttäuscht sein. Dennoch glaube ich, dass eine Besinnung auf die uns mittlerweile bekannten Abläufe während Schwangerschaft, Geburt und der Zeit danach, die ich Ihnen in diesem Buch kurz und präzis vorstellen wollte, helfen mag, Probleme gemeinsam zu bewältigen, sie durchzustehen, auch wenn man sie nicht immer zu lösen vermag.

Toleranz und Kenntnis

Gehen wir noch einmal auf den Ausgangspunkt zurück: Die meisten „frisch gebackenen" Eltern werden von vielen unlösbaren Situationen überrascht und glauben, die Einzigen zu sein, die die entstandenen Konflikte nicht bewältigen können. Das ist aber nicht der Fall, und dies sollte man sich auch stets bewusst machen.

Die Erkenntnis, nicht die Einzigen zu sein, denen die Lebenslage nach der Geburt des Kindes Schwierigkeiten bereitet, entspannt häufig die Situation und gibt Mut, etwas gelassener an den Schwierigkeiten zu arbeiten. Dass oftmals gar nicht bekannt ist, wie viele andere Eltern an den gleichen Problemen zu arbeiten haben, liegt daran, dass Mann und Frau sich bei all den von der Gesellschaft erwarteten Glücksgefühlen gar nicht trauen zuzugeben, mit wie viel Entbehrung und Anstrengung das einzigartige Glück „erkauft" wird. Allzu leicht wird diesen Eltern vorgeworfen, dass sie ihr Kind nicht wirklich lieben und egoistisch sind.

Nur Mut – alle Eltern brauchen Zeit, um sich auf die Familie einzustellen

Zu dieser Erkenntnis muss aber auch eine völlig neue Toleranz dazukommen. Durch die neue Lebenslage nach der Geburt zeigen sich den Partnern gegenseitig vorher nicht gekannte Verhaltensweisen und Lebenseinstellungen. Dies ist ein neues Erlebnisfeld zwischen Enttäuschung und Freude, und um jetzt die Partnerschaft lebendig und befriedigend zu gestalten und Verletzungen zu vermeiden, braucht jeder der Partner viel Toleranz.

Ob die Zeit wirklich Wunden heilt, ist fraglich. Aber sie löst oft die Ursache des Problems. Um noch mal auf unser Beispiel des schreienden Säuglings zurückzukommen: Irgendwann wird das Kind einen Wach-Schlaf-Rhythmus gefunden haben, der dem elterlichen Rhythmus angeglichen ist – und damit ist das Problem dann beendet. Dann wird es sicherlich neue Situationen geben, die zwar Kraft kosten, aber auch Chancen zur Stärkung und Reifung bieten.

Chancen nutzen, Grenzen erkennen, eine neue Körperlichkeit finden

Auch wenn es sehr theoretisch klingen mag, ich möchte Sie doch noch einmal auf die große Chance hinweisen, während der Schwangerschaft, der Geburt und der Zeit danach – in der neuen Familiensituation – die persönlichen Bedürfnisse und Grenzen neu zu setzen, beim anderen kennenzulernen, sie achten zu lernen und sich ganz neu, dem aktuellen Entwicklungsstand gemäß, in der neuen Lebenslage einzurichten und sich geborgen zu wissen. In den einzelnen Kapiteln habe ich gelegentlich angedeutet, wie wichtig es ist, die partnerschaftliche Struktur nicht starr auf die veränderte neue Lebenslage zu übertragen und auch die Veränderungen, besonders die der Frau, zu berücksichtigen. Aber diese Zeit der Veränderung bietet eine Chance für beide Partner, sich neu in der Beziehung einzurichten. Nur dadurch bleibt eine Beziehung lebendig und beglückend und ist damit eher gewappnet gegen Missverständnisse und Entfremdung, was zu einer oft unnötigen Trennung führen kann.

Setzen Sie neue Grenzen, definieren Sie Bedürfnisse neu

Die Frage der Sexualität nach der Geburt möchte ich an dieser Stelle noch einmal hervorheben, weil sie ein gutes und typisches Beispiel für die Wandlung von persönlichen Grenzen der Frau darstellt. Die Frau wird, wie wir ja bereits wissen, nach dem intensiven körperlichen Erleben von Schwangerschaft, Geburt und Stillzeit oftmals kein Bedürfnis nach penetrierender Sexualität

verspüren. Sie wird eher nach Zuwendung, Aufmerksamkeit
und Zärtlichkeit suchen. Viele Männer werden lernen müssen,
dass dies keine Absage an ihre Liebe ist. In meiner Praxis haben
mir viele Männer berichtet, wie sie gerade durch das Eingehen
auf die zärtlichen Kontakte neue, ungeahnte Dimensionen der
Sexualität kennen gelernt haben.

Babymassage

Die Babymassage fordere ich in „Männerhand". Sie ist eine
geeignete Methode, einen positiven körperlichen Kontakt zum
Kind aufzubauen. Wir haben wiederholt von der naturgege-
benen Körperlichkeit zwischen Frau und Kind gesprochen,
und es will mir nicht einleuchten, dass die Babymassage in den
Kursangeboten als Frauensache gilt. Der Mann sollte auch
keine Scheu haben, ohne fachliche Einweisung den körperlichen **Väter, massiert**
Kontakt zu seinem Kind mit Massagen und Streicheln aufzubau- **Eure Kinder!**
en. Wenn er die immer wieder beschworenen Grenzen beachtet,
wird er sich und dem Kind damit nur Gutes tun.
Er braucht nur zu beachten: Was ist dem Kind angenehmer?
Die Massage mit den Fingerspitzen oder dem Handballen?
Oder mag es am Bauch die Fingerspitzen und an Rücken und
Po die Handballen spüren? Und welche Art tut mir gut? Ist es
angenehmer mit Babyöl oder ohne? Was ist dem Kind recht bei
Blähungen oder Verstopfung? Mag es vielleicht jetzt gar nicht
massiert werden oder gefällt ihm gerade jetzt, dass die obere
Wirbelsäule leicht berührt wird?

Dies ist ein Spiel zwischen Ausprobieren, Zurücknehmen,
Betonen, Wiederholen, neu Ausprobieren, Beenden. Ein Spiel
zwischen Versuch und Irrtum. Ein Spiel zwischen Grenzen. Es
symbolisiert das Leben schlechthin.

Anhang

Glossar

Abort Fehlgeburt

Abortus incipiens Begonnene Fehlgeburt

Abortus incompletus Unvollständige Fehlgeburt, eine Ausschabung ist dringend erforderlich

Abortus imminens Drohende Fehlgeburt, jede Art von Blutung in der Schwangerschaft. Endet nur selten in einer echten Fehlgeburt

Amnioskopie Fruchtwasserspiegelung, wird bei Terminüberschreitung zur Beurteilung des Fruchtwassers durchgeführt. Über die Scheide wird das Fruchtwasser angeschaut

Amniozentese Fruchtwasseruntersuchung, Fruchtwasser wird über die Bauchdecke mit einer Spritze abgenommen und genetisch untersucht

Apgar-Test Punkteschema, womit der Gesundheitszustand des Kindes drei, fünf und zehn Minuten nach der Geburt beurteilt wird

AFP Alphafetoprotein, ist zum Beispiel bei „offenem Rücken" des Kindes im mütterlichen Blut erhöht vorhanden

AKS Antikörpertest, Suchtest nach Blutunverträglichkeit im mütterlichen Blut

Akzelerationen Kurzzeitige Herzfrequenzbeschleunigung im CTG. Gilt als gutes Zeichen

Anämie Blutarmut, Therapie: eisenhaltige Nährstoffe oder Eisen in Tablettenform

Anti D Medikament zur Verhinderung der Blutunverträglichkeit zwischen Mutter und Kind

Asphyxie Sauerstoffnot

Atemnotsyndrom (RDS) Atemanpassungsstörung nach der Geburt

ß-HCG human chorionic gonadotropin ein Plazentahormon

Bilirubin Gallenfarbstoff, kann bei Neugeborenen erhöht sein. Dann ist eine Phototherapie notwendig

Biometrie Vermessen des Kindes mit Ultraschall

BIP Ultraschallmaß von Schläfe zu Schläfe

Blasenmole Leere Fruchthöhle, zum Beispiel bei einer Fehlgeburt

Blasensprung (vorzeitiger) Platzen der Fruchtblase vor der Wehentätigkeit. Bedarf stets der medizinischen Kontrolle, meist im Krankenhaus oder Kreißsaal

Bradykardie Zu niedrige Herzfrequenz des Ungeborenen

Cervix siehe Zervix

Chorionzottenbiopsie Gewebe des Mutterkuchens (Plazenta) wird über die Scheide entnommen und genetisch untersucht

CRL Crown-Rump Length, Scheitel-Steißlänge

CTG (Cardiotokogramm) Herzton- und Wehenschreibung

Dopplersonographie Messung der Durchblutung des Ungeborenen mit Ultraschall

Down-Syndrom auch Trisomie 21 oder Mongolismus genannt

Doubel-Test Risikoanalyse aus dem Blut der Mutter für Chromosomenveränderungen im ersten Schwangerschaftsdrittel, auch Ersttrimesterscreening genannt

EDA Epiduralanästhesie: Betäubung durch Rückenspritze

Eklampsie Krampfanfall bei erhöhtem Blutdruck der Mutter

Embryo Ungeborenes bis zur 12. Woche

EPH-Gestose Erhöhter Blutdruck in der Schwangerschaft, auch Schwangerschaftsvergiftung genannt. Muss häufig auch medikamentös behandelt werden

Extrauteringravidität Schwangerschaft außerhalb der Gebärmutter. Erfordert meist eine Operation

Femur Oberschenkelknochen

Fetus Ungeborenes nach der 12. Woche

Fetalblutanalyse Sauerstoffanalyse des Kindes während der Geburt. Über die Scheide wird ein Blutstropfen vom kindlichen Kopf entnommen

Figo Beurteilungsschema für CTG, ähnlich wie Fisher Score

Fisher Score Beurteilungsschema für CTG

Folsäure Ein Vitamin

Forceps Zangengeburt

Frühgeburt Geburt vor der 36. Schwangerschaftswoche (nach letzter Menstruation)

Gravidität Schwangerschaft

HELLP-Syndrom Besonders dramatischer Verlauf der so genannten Schwangerschaftsvergiftung

Hydramnion Zu viel Fruchtwasser, kann ein Krankheitszeichen sein

Hydrozephalus Wasserkopf

Inhibin A ein Hormon, wird in der Plazenta und im Eierstock gebildet

Hyperemesis Erbrechen in der Schwangerschaft

Kontraktionen Wehen

Lungenreifung Cortisontherapie bei drohender Frühgeburt

Mekonium Kindspech, Stuhlgang des Ungeborenen

Missed abortion Verhaltene Fehlgeburt: Die Schwangerschaft ist nicht mehr in Ordnung, aber es ist noch nicht zu einer Blutung gekommen

MOM-Test Hormontest zur Risikoermittlung für Down-Syndrom und „offenen Rücken"

Nackenfalte (NTD, Nackentransparenz, Nuchealödem) Flüssigkeitsansammlung im Nacken eines Feten, die je nach Ausmaß das Risiko auf Trisomien verändern kann

Notching Veränderung des Blutflusses (Doppler) der mütterlichen Arterien, sollte eng kontrolliert werden

Östriol Ein Schwangerschaftshormon

Papa Vater

PAPP-A pregnancy-associated plasma protein A, ist ein spezielles Protein, das während der Schwangerschaft vom Körper hergestellt wird

Partus Geburt

pathologisch krankhaft

PDA Periduralanästhesie (EDA) Rückenmarksbetäubung

pH-Wert Säuregehalt, zum Beispiel des Blutes, darf bestimmte Werte nicht unter- oder überschreiten

Phenylketonurie Stoffwechselerkrankung, erfordert eine Diät

Phototherapie Eine Lichttherapie gegen Neugeborenengelbsucht

Plazenta Mutterkuchen

Plazenta praevia Mutterkuchen liegt vor dem Muttermund. Kaiserschnitt
   ist erforderlich

Plazentainsuffizienz Der Mutterkuchen kann das Kind nicht mehr ausreichend ernähren

Quadrupel-Test Risikoanalyse aus dem Blut der Mutter für Chromosomenveränderungen im zweiten Schwangerschaftsdrittel

Retardierung Zu langsames Wachstum des Ungeborenen

Rhesusprophylaxe Anti-D-Gabe in der 28. Woche, um eine Blutunverträglichkeit zwischen Mutter und Kind abzuwenden. Nur bei negativem
   Rhesusfaktor der Mutter

sakral zum Kreuzbein gerichtet

Sectio Kaiserschnitt

SSL Ultraschallmaß von Scheitel bis Steiß

Tachykardie Zu schnelle Herzfrequenz im CTG

Thorax quer Ultraschallmaß von Rippe zu Rippe

Toxoplasmose Infektionserkrankung

Triploidie Chromosomenveränderung, die meist zur frühen Fehlgeburt
   führt

Trisomie 13 Pätau-Syndrom, Chromosomenveränderung mit schweren
   Behinderungen verbunden

Trisomie 18 Edwards-Syndrom, Chromosomenveränderung mit schweren
   Behinderungen verbunden

Trisomie 21 Down-Syndrom oder Mongolismus

Turner-Syndrom Chromosomenveränderung, die zu einer gestörten Sexual-
   entwicklung führt

Uterus Gebärmutter

Vakuumextraktion Saugglockengeburt

Zeichnen nennt man eine Blutung zu Geburtsbeginn

Zeichnungsblutung siehe Zeichnen

Zervix, Cervix Gebärmutterhals, meist 2 bis 3 cm lang

Zervixinsuffizienz Verkürzter Gebärmutterhals

Nützliche Adressen

Spitzenverbände der Freien Wohlfahrtspflege

Bundesarbeitsgemeinschaft der Freien Wohlfahrtspflege e. V. Oranienburger Str. 13–14, 10178 Berlin, Tel. (030) 240 89-0, Fax (030) 240 89–133, info@bag-wohlfahrt.de, www.bagfw.de

Arbeiterwohlfahrt Bundesverband Oppelner Str. 130, 53119 Bonn , Tel. (0228) 66 85-0, Fax (0228) 66 85-286, info@awobu.awo.org, www.awo.org

Der Paritätische Wohlfahrtsverband Oranienburger Str. 13–14, 10178 Berlin, Tel. (030) 246 36-0, Fax (030) 246 36-110, www.paritaet.org

Deutscher Caritasverband Karlstr. 40, 79104 Freiburg i. Br., Tel. (0761) 2 00-0, Fax (0761)2 00-572, webmaster@caritas.de, www.caritas.de

Deutsches Rotes Kreuz Generalsekretariat Carstenstr. 58, 12205 Berlin, Tel. (030) 854 04-0, Fax (030) 854 04-450, drk@drk.de, www.drk.de

Diakonisches Werk der EKD Stafflenbergstr. 76, 70184 Stuttgart, Tel. (0711) 21 59-0, Fax (0711) 21 59-222, diakonie@diakonie.de, www.diakonie.de

Gesundheitshilfe

Bundesvereinigung für Gesundheit e. V. Heilsbachstr. 30, 53123 Bonn, Tel. (0228) 98 72 70, Fax (0228) 642 00 24, bfge.rg@bfge-2.de, www.bvgesundheit.de

Bundeszentrale für gesundheitliche Aufklärung Ostmerheimer Str. 220, 51109 Köln, Tel. (0221) 89 92-0, Fax (0221) 89 92-300, poststelle@bzga.de, www.bzga.de

Berliner AIDS-Hilfe e. V. Meinekestr. 12, 10719 Berlin, Tel. (030) 885 640 0, Fax (030) 885 640 25, info@berlin.aidshilfe.de, www.berlin.aidshilfe.de

CARA e. V. – Beratungsstelle zur vorgeburtlichen Diagnostik e. V. Große Johannisstr. 110, 28199 Bremen, Tel. (0421) 59 11 54, Fax (0421) 59 78 495

Deutsche Krebshilfe e. V. Buschstr. 32, 53113 Bonn, Tel. (0228) 729 90-0, Fax (0228) 729 90-11, deutsche@krebshilfe.de, www.krebshilfe.de

Deutsche Leukämie-Forschungshilfe, Aktion für krebskranke Kinder e. V. – Dachverband Adenaueralle 134, 53113 Bonn, Tel. (0228) 688 46-0, Fax (0228) 688 46–44, info@kinderkrebsstiftung.de, www.kinderkrebsstiftung.de

Familie

Arbeitsgemeinschaft der Deutschen Familienorganisationen e.V. Courbierestr. 12, 10787 Berlin, Tel. (030) 219 62 513, Fax (030) 219 62 638, info@ag-familie.de, www.ag-familie.de

Bundesverband alleinerziehender Mütter und Väter e. V. Hasenheide 70, 10967 Berlin, Tel. (030) 695 978-6, Fax (030) 695 978-77, kontakt@vamv.de, www.vamv.de

PFAD – Bundesverband der Pflege- und Adoptivfamilien e. V. Geisbergstr. 16, 10777, Tel. (030) 948 794 23, Fax (030) 479 850 31, info@pfad-bv.de, www.pfad-bv.de

Deutsche Arbeitsgemeinschaft für Jugend- und Eheberatung Neumarkter Str. 84c, 81673 München, Tel. (089) 436 10 91, Fax (089) 431 12 66, info@dajeb.de, www.dajeb.de

Deutscher Kinderschutzbund e. V. Schöneberger Str. 15, 10963 Berlin, Tel. (030) 214 809-0, Fax (030) 214 809-99, info@dksb.de, www.kinderschutzbund.de

Evangelische Konferenz für Familien- und Lebensberatung e. V. Ziegelstr. 30, 10117 Berlin, Tel. (030) 28 30 39 27, Fax (030) 28 30 39 26, EKFuL@t-online.de, www.evangelische-beratung.info

Pro familia – Deutsche Gesellschaft für Familienplanung, Sexualpädagogik und Sexualberatung e. V. Stresemannallee 3, 60596 Frankfurt, Tel. (069) 63 90 02, Fax (069) 63 98 52, info@profamilia.de, www.profamilia.de

Arbeitskreis Eltern werden – Eltern sein e. V. Rennerstr. 4, 79106 Freiburg, Tel. (0761) 28 99 55

FIB – Familienbildungsstätte im Bauchladen Möhlstr. 2, 51069 Köln, Tel. (0221) 680 32 29, Fax (0221) 689 73 56, fibev@web.de, www.fibev.de

Beratungsstelle für Natürliche Geburt und Familie e. V. Soziales Netz rund um die Geburt, Häberlstra.17/Hof, 80337 München,

Tel. (089) 550 678-0, Fax (089) 550 678-78, info@natuerliche-geburt.de,
www.natuerliche-geburt.de

Schwangeren-Familienberatungstelle der Arbeiterwohlfahrt
Immanuel-Kant-Str. 30, 09337 Hohenstein-Ernstthal,
Tel. (03723) 71 10 86, Fax (03723) 62 86 07, awohot-sfb@web.de

Geburtshaus – Bewusste Geburt Elternschaft e. V.
Clara-Zetkin-Str. 92, 99099 Erfurt, Tel. (0361) 346 06 43,
Fax (0361) 346 06 42, kontakt@erfurter-geburtshaus.de,
www.erfurter-geburtshaus.de

**Doula – Verein für Geburt in Würde und Menschlichkeit
im Geburtshaus und Zentrum für Primärgesundheit**
Kaiser-Karl-Ring 25, 53111 Bonn, Tel. (0228) 721 57 07,
info@geburtshaus-bonn.de, www.geburtshaus-bonn.de

Eltern-Bildungsforum Obsthof
Westerburgstr. 31, 58706 Menden, Tel. (02373) 6 69 89,
Fax (02373) 68 96 28

Frauengesundheitszentrum Neuhofstraße (FGZN)
Neuhofstr. 32 (Hinterhaus), 60318 Frankfurt/Main,
Tel. (069) 59 17 00, Fax (069) 59 31 29, frauengesundheit@t-online.de,
www.paritaet.org/hessen/fzgn/

Frauengesundheitszentrum Nymphenburger Str. 38 (Rgb.),
80335 München, Tel. (089) 129 11 95, Fax (089) 129 84 18,
fgz@fgz-muc.de, www.fgz-muc.de

**Frauenzentrum „Frauenzimmer" im Verein für Einzel- und
Gruppenerfahrung e. V.** Kolpingerstr. 18, 59872 Meschede,
Tel. (0291) 5 21 71, Fax (0291) 908 04 82

**Geburt und Leben – Zentrum für Geburtsvorbereitung, bewusste Eltern-
schaft und ganzheitliches Wachstum e. V.** Kaiserstr. 136, 76133 Karlsruhe,
Tel. (0721) 84 41 24

**Geburtshaus für eine selbstbestimmte Geburt – Beratung und Koordination
e. V.** Schönfließer Str.17, 10439 Berlin, Tel. (030) 322 30 71,
Fax (0 30) 325 51 99, info@familienzelt-berlin.de,
www.familienzelt-berlin.de

GfG – Gesellschaft für Geburtsvorbereitung, Bundesverband e. V.
Ebersstr. 68, 10827 Berlin, Tel. (030) 450 269-20, Fax (030) 450 269-21,
gfg@gfg-bv.de, www.gfg-bv.de

Herztöne – Beratungsstelle für natürliche Geburt und Eltern-
Sein e. V. Kirchenfeldallee 2, 93055 Regensburg, Tel. (0941) 99 92 70,
info@herztoene-ev.de, www.herztoene-ev.de

Initiativkreis für Familien- und Erwachsenenbildung e. V. Langeoogstr. 15,
45665 Recklinghausen, Tel. (02361) 4 77 01

IRIS – Regenbogenzentrum Beratungs-, Bildungs- und Begegnungsstätte des
IRIS e. V. für Frauen und Familie Schleiermacherstr. 39, 06114 Halle / Saale,
Tel. (0345) 521 12 32, irisfamilienzentrum@t-online.de,
www.irisfamilienzentrum.de

ISIS – Zentrum für Schwangerschaft, Geburt und Elternschaft e. V.
Groner-Tor-Str. 12, 37073 Göttingen, Tel. (0551) 48 58 28,
isis-goettingen@t-online.de, www.isis-goettingen.de

Kölner Geburtshaus e. V. Overbeckstr.7, 50823 Köln, Tel. (0221) 72 44 48,
info@koelner-geburtshaus.de, www.koelner-geburtshaus.de

Lahar – Verein für bewusste Geburt e. V. Malmedyer Str. 92,
52066 Aachen, Tel. (0241) 6 78 73

Levana e. V. – Verein rund ums Elternsein Osterstr. 51a, 31134 Hildesheim,
Tel. (05121) 87 75 30, email@levana-ev.de, www.levana-ev.de

Mütterzentrum Bundesverband e. V. Müggenkampstra. 30a,
20257 Hamburg, Tel. (040) 40 17 06 06, Fax (040) 490 38 26,
info@muetterzentren-bv.de, www.muetterzentren-bv.de

Die Oase – Zentrum für Geburtsvorbereitung und Nachsorge
und Mütterberatung Longericher Straße 389, 50739 Köln,
Tel. (0221) 599 49 94, info@oase-geburtsvorbereitung.de,
www.oase-geburtsvorbereitung.de

Sophia – Sonne, Mond & Sterne – Zentrum für Geburt und
Elternschaft Lerchenstr. 13, 75447 Diefenbach, Tel. (07043) 55 56,
info@sophia-babyshop.de, www.sophia-babyshop.de

Treffpunkt Schwangere, Mütter, Väter, Babies, Familienpflegedienst
Soziales Netz rund um die Geburt im NUSZ
(Nachbarschaft- und Selbsthilfezentrum) in der U.F.A. Fabrik
Berlin e. V. Viktoriastr. 10–18, 12105 Berlin, Tel. (030) 751 67 06,
info@ufafabrik.de, www.ufafabrik.de
Zentrum für Geburtsvorbereitung und Elternschaft e. V.
Wasserstr. 25, 59423 Unna, Tel. (02303) 1 26 30, Fax (02303) 49 07 83,
info@zentrumfuergeburt.de, www.zentrumfuergeburt.de
Hebammenverbände
Bund Deutscher Hebammen e. V. Gartenstr. 26, 76133 Karlsruhe,
Tel. (07 21) 98 18 90, Fax (0721) 981 89 20, info@bdh.de, www.bdh.de
Bund freiberuflicher Hebammen Kasseler Str. 1a, 60486 Frankfurt,
Tel. (069) 795 349-71, Fax (069) 795 349-72, geschaeftsstelle@bfhd.de,
www.bfhd.de

Österreich

NANAYA – Beratungsstelle für natürliche Geburt und Leben
mit Kindern Zollergasse 37, A-1070 Wien, Tel. (0043) 1-523 17 11,
Fax (0043) 1-523 17 64, rundumgeburt@nanaya.at, www.nanaya.at
Österreichisches Hebammengremium Postfach 584, A-1061 Wien,
Tel/Fax. (0043) 1-597 14 04, oehg@hebamme.at, www.hebammen.at

Schweiz

SVM/ASISP, Schweizerischer Verein der Mütterberatungsschwestern
Elisabethenstr. 16, Postfach 8426, CH-8036 Zürich,
Tel. (0041) 44-382 30 33, Fax (0041) 44-3 82 30 35, svm@bluewin.ch,
www.muetterberatung.ch
Mütterzentrum Bern West Waldmannstr. 15, CH-3027 Bern,
Tel. (0041) 31-991 21 05
Schweizerischer Hebammen-Verband Zentralsekretariat,
Rosenweg 25, CH-3007 Bern 22, Tel. (0041) 31-371 51 37,
info@hebamme.ch, www.hebamme.ch

Ernährungstabelle für Schwangere

Wenn Sie ein Baby erwarten, essen Sie für zwei. Das bezieht sich allerdings nicht auf Ihren Kalorienbedarf. Der steigt nur mäßig an: Gegenüber anderen Frauen benötigen Schwangere pro Tag etwa 250 Kalorien mehr.

Lesen Sie auch Seite 40 ff. Auf www.rund-ums-baby.de finden Sie auch viele andere Informationen und Tipps für (werdende) Eltern.

Obst und Gemüse

empfehlenswert	weniger empfehlenswert	nicht empfehlenswert
Reich an wichtigen Nährstoffen und Vitaminen: frisches, gut gewaschenes oder geschältes Obst / Gemüse und daraus bereiteter Obstsalat oder Rohkost, frische, gut gewaschene Blattsalate, naturbelassenes Tiefkühl-Obst und -Gemüse, Hülsenfrüchte (Linsen, Erbsen, Bohnen), selbst gepresste Säfte aus frischem gewaschenen/geschälten Obst / Gemüse und industriell hergestellte, reine Fruchtsäfte	Vitamin-/nährstoffarmer und / oder erhöhter Zucker-/Fettanteil: gekochtes Obst (Mus, Kompott, Marmelade etc.), Dosenobst und -gemüse, fertig geschnittene, abgepackte Salate und Obstportionen, industriell hergestellte Säfte mit Zuckerzusatz („Nektar")	Gefahr einer Lebensmittelinfektion nicht völlig auszuschließen, evtl. schadstoffbelastet ungewaschenes, rohes Obst und Gemüse, daraus hergestellte Säfte, Shakes und Speisen

Brot, Backwaren, Getreide

empfehlenswert	weniger empfehlenswert	nicht empfehlenswert
Reich an wichtigen Nährstoffen und Vitaminen: grundsätzlich alle Vollkornprodukte, jedoch nicht ausschließlich, da die Darmtätigkeit dadurch beeinträchtigt wird; 1–2 Mal pro Woche Weißbrot oder -brötchen	Vitamin-/nährstoffarmer und / oder erhöhter Zucker-/Fettanteil: Weißbrot und -brötchen, Weißmehl, weiße Nudeln, gesüßte Frühstücksflocken, Kekse, Kuchen, Torten, Pommes, Chips etc.	Gefahr einer Lebensmittelinfektion nicht völlig auszuschließen, evtl. schadstoffbelastet rohes Getreide und daraus zubereitete Speisen (z. B. Frischkornmüsli), Getreidekeimlinge

Eier und Eierspeisen

empfehlenswert	weniger empfehlenswert	nicht empfehlenswert
Reich an wichtigen Nährstoffen und Vitaminen: harte oder beim Backen / Kochen völlig durchgegarte Eier (Tipp: zwei, drei Eier pro Woche genügen)	Vitamin-/nährstoffarmer und / oder erhöhter Zucker-/Fettanteil: –	Gefahr einer Lebensmittelinfektion nicht völlig auszuschließen, evtl. schadstoffbelastet nicht durchgegarte Eier, wie nicht festes Spiegel- oder Rührei, rohe Eier u. damit zubereitete Speisen (z. B. traditionelles Tiramisu)

Milch und Milcherzeugnisse

empfehlenswert	weniger empfehlenswert	nicht empfehlenswert
Reich an wichtigen Nährstoffen und Vitaminen: fettarme Milch und daraus hergestellte Produkte wie Naturjoghurt, Sauer- und Buttermilch, fettreduzierte Butter, Margarine. Handelsübliche Milch ist wärmebehandelt, um Keime abzutöten. Nicht wärmebehandelte Milch ist als Rohmilch oder Vorzugsmilch gekennzeichnet (s. rechts)	Vitamin-/nährstoffarmer und/oder erhöhter Zucker-/Fettanteil: vollfette Milch und daraus hergestellte Produkte, Butter, Sahne, Sahnepudding, fertige Fruchtjoghurts und Fruchquarks	Gefahr einer Lebensmittelinfektion nicht völlig auszuschließen, evtl. schadstoffbelastet. Rohmilch/Vorzugsmilch und daraus hergestellte Produkte

Käse

empfehlenswert	weniger empfehlenswert	nicht empfehlenswert
Reich an wichtigen Nährstoffen und Vitaminen: magere Käsesorten aus pasteurisierter Milch, wie z. B. Butterkäse, Edamer, Emmentaler, Gouda oder Brie sind i.d.R. aus wärmebehandelter Milch hergestellt. Auch magerer Hartkäse aus Rohmilch ist i.O., wenn die Rinde abgeschnitten wird.	Vitamin-/nährstoffarmer und/oder erhöhter Zucker-/Fettanteil: Sorten mit über 40% Fettgehalt („Fett i. Tr."), Streichkäse	Gefahr einer Lebensmittelinfektion nicht völlig auszuschließen, evtl. schadstoffbelastet. Käserinde (immer abschneiden), Schnitt- und Weichkäse aus Rohmilch, Käse mit Rotschmiere, Sauermilchkäse (z. B. Harzer), offen verkaufter Frischkäse und eingelegter Käse

Fleisch und Fleischerzeugnisse

empfehlenswert	weniger empfehlenswert	nicht empfehlenswert
Reich an wichtigen Nährstoffen und Vitaminen: mageres, gut durchgegartes Fleisch/Geflügel, magerer Bratenaufschnitt, gekochter Schinken ohne Fettrand	Vitamin-/nährstoffarmer und/oder erhöhter Zucker-/Fettanteil: fette Fleischsorten, Wurst, Würste, Leber (im ersten Drittel der Schwangerschaft)	Gefahr einer Lebensmittelinfektion nicht völlig auszuschließen, evtl. schadstoffbelastet. rohes od. nicht durchgebratenes Fleisch (z. B. Tartar, Mett, Carpaccio), rohe Pökelfleischprodukte (z. B. Kassler, Rauchfleisch), Fleischsalat o. Konservierungsstoffe, streichfähige Rohwurst (z. B. Tee-/Mettwurst)

Fisch

empfehlenswert	weniger empfehlenswert	nicht empfehlenswert
Reich an wichtigen Nährstoffen und Vitaminen: frischer Seefisch, wie z. B. Seelachs, Kabeljau, Schellfisch (Ausnahmen s. rechts)	Vitamin-/nährstoffarmer und/oder erhöhter Zucker-/Fettanteil: in Öl eingelegter oder panierter/frittierter Fisch, Fisch oder Fischsalat mit Majonäse-Soße (wenn, dann Majonäse ohne rohes Ei, mit Konservierungsmitteln)	Gefahr einer Lebensmittelinfektion nicht völlig auszuschließen, evtl. schadstoffbelastet. roher Fisch (z. B. Sushi, Austern, Shrimps, Kaviar), Räucherfisch (z. B. Kieler Sprotten, Schillerlocken), Matjes, die Seefische (Rot-)Barsch, Hecht, Heilbutt, Seeteufel, Steinbeißer, Thunfisch (können durch Methylquecksilber belastet sein)